本书获
中华预防医学会预防接种信息化与服务能力提升项目（CPMA-JY2021-008）、
贵州省卫健委省级重点建设学科"慢性非传染性疾病控制"项目、
贵州省传染病预防与控制人才基地项目资助

U0208387

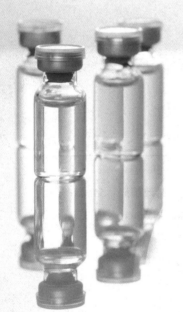

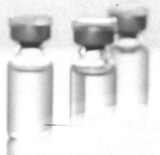

疫苗接种的那些事

贵州省疾病预防控制中心　编

冯　军　杜　雯　唐　宁　戴丽芳　赵大志　主编

刘　涛　胡远东　孟豫筑　丛书主编

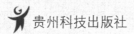

贵州科技出版社

图书在版编目（CIP）数据

疫苗接种的那些事 / 贵州省疾病预防控制中心编；

冯军等主编. —— 贵阳：贵州科技出版社, 2022.7（2023.7 重印）

（"健康贵州"丛书 / 刘涛, 胡远东, 孟豫筑主编.第三辑）

ISBN 978-7-5532-1094-0

Ⅰ.①疫… Ⅱ.①贵… ②冯… Ⅲ.①疫苗－预防接

种－普及读物 Ⅳ.①R186-49

中国版本图书馆CIP数据核字(2022)第118355号

疫苗接种的那些事

YIMIAO JIEZHONG DE NAXIESHI

出版发行	贵州科技出版社	
地 址	贵阳市中天会展城会展东路A座（邮政编码：550081）	
网 址	http://www.gzstph.com　　http://www.gzkj.com.cn	
出 版 人	朱文迅	
经 销	全国各地新华书店	
印 刷	天津海德伟业印务有限公司	
版 次	2022年7月第1版	
印 次	2023年7月第2次	
字 数	150千字	
印 张	12	
开 本	710 mm × 1000 mm　1/16	
书 号	ISBN 978-7-5532-1094-0	
定 价	46.00元	

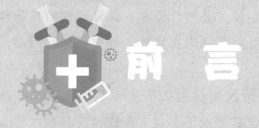

前　言

　　回顾疫苗的发展历史，疫苗接种在减少人群死亡率、提高人类寿命上发挥了极其重要的作用。18 世纪末，被称为免疫学之父的爱德华·詹纳（Edward Jenner）开展了对牛痘疫苗的研究，由此人类医学史上的第一支疫苗——天花疫苗——诞生了。随着天花疫苗的接种，1979 年天花成为第一个被人类消灭的传染病。经过两个多世纪的发展，人类已研发出 70 多种疫苗，疫苗接种使很多传染病得到有效控制。同时，随着疫苗相关学科的不断发展，疫苗的研制技术得到极大改进，疫苗的应用范畴也从传染病等感染性疾病延伸至癌症等非感染性疾病。

　　我国是最早使用人工免疫方法预防传染病的国家。新中国成立后，我国开展了普种天花疫苗运动，并于 1961 年成功消灭天花。1978 年全国开始实行计划免疫，从"四苗防六病"到如今的"十四苗防十五病"，疫苗的广泛接种使得可预防疾病的发病率下降到历史低位。贵州省从 2008 年开始实施扩大免疫规划，每年为 360 多万名儿童接种 11 种国家免疫规划疫苗 1000 多万剂次，预防乙肝、脊髓灰质炎、麻疹等 12 种传染病。随着疫苗接种工作的持续深入开展，疫苗知识也在不断更新换代。各级预防接种工作者是疫苗知识最迫切的需求者和最重要的传播者，提升他们的疫苗知识储备和业务能力，并解答他们在实际工作中遇到的问题，是编写本书的初衷。

本书由疾病预防控制机构从事多年免疫规划工作的专家编写，在编写前收集整理了贵州省各级预防接种工作人员的实际需求。前5个部分采取一问一答的形式，对基础知识、预防接种服务、疫苗相关知识、特殊健康状态下预防接种、预防接种后相关知识等5个方面的问题进行了解答；最后一个部分对部分疫苗的基本信息进行了介绍。

本书所有问题的答案及介绍的内容均有据可查，但由于编者水平有限，本书如有不当之处，敬请读者提出宝贵意见。

编　者

2022 年 6 月

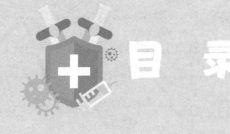

目 录

疫苗接种的那些事

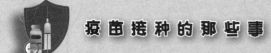

疫苗接种的那些事

第一部分
基础知识

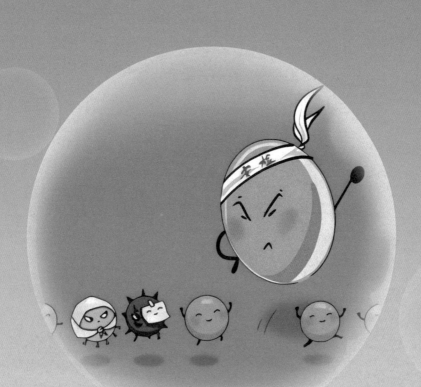

1. 什么是免疫?

免疫是人体识别和消灭外来侵入的异物（如病毒、细菌、寄生虫等），处理损伤、衰老、死亡、变性的自身细胞，以及识别和处理体内突变细胞和病毒感染细胞的能力。

免疫对人体主要有免疫防御、免疫监视、免疫自稳等三种功能（表1）。

表1　免疫的三种功能

免疫功能	正常情形	异常情形
免疫防御	抗感染、中和体内毒素、清除病原体	导致机体组织损伤或功能异常，如变态反应
免疫监视	清除体内的"非我"成分，如突变细胞、衰老细胞、死亡细胞	导致肿瘤
免疫自稳	机体对自身组织细胞不产生免疫应答	导致自身免疫病或过敏性疾病

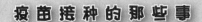

通俗来讲，免疫是人体的一种识别"自我"，排除"非我"成分的保护性功能。

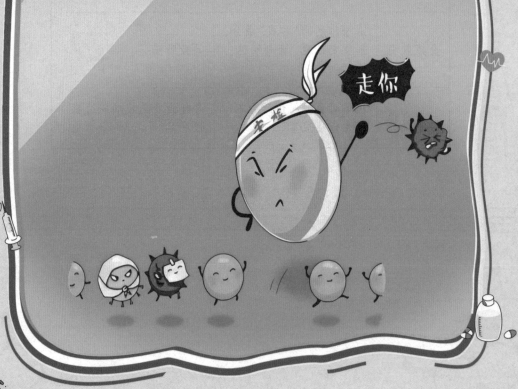

2. 什么是免疫系统?

免疫系统由免疫器官、免疫组织、免疫细胞及免疫分子等组成,是体液免疫和细胞免疫的物质基础,其主要作用是实现免疫功能。

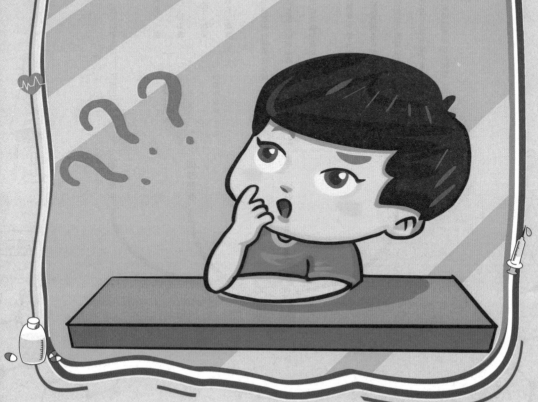

免疫系统

免疫细胞

- B淋巴细胞：特异性体液免疫应答主要由B淋巴细胞介导。
- T淋巴细胞：细胞免疫主要由T淋巴细胞介导。
- 树突状细胞：是功能最强的抗原提呈细胞，因其成熟时伸出许多树突样起而得名。
- 自然杀伤细胞：具有杀伤靶细胞作用的免疫活性细胞。
- 其他免疫细胞：包括单核-巨噬细胞、粒细胞、肥大细胞等。

免疫分子

- 抗体：介导体液免疫的重要效应分子，如IgG、IgM、IgA、IgD、IgE。
- 补体：既是机体固有免疫防御体系的重要组成部分，也是抗体发挥免疫效应的重要机制之一。
- 细胞因子：是免疫细胞之间传递信息的重要介质之一，如生长因子、白细胞介素。

免疫器官

- 中枢免疫器官
  - 骨髓：各类血细胞（含免疫细胞）的发源地。
  - 胸腺：T淋巴细胞分化、发育、成熟的场所。
- 外周免疫器官
  - 淋巴结：淋巴细胞主要的定居部位以及其接受抗原刺激、发生免疫应答的主要部位之一。
  - 脾：人体最大的外周免疫器官，也是淋巴细胞接受抗原刺激并发生免疫应答的重要部位。

免疫组织

又称淋巴组织，广泛分布于人体，如胃肠系统、呼吸系统及泌尿生殖系统的粘膜下含有大量散在的淋巴组织。

3. 什么是抗原?

抗原是一种能被 T 淋巴细胞、B 淋巴细胞表面特异性抗原受体识别并与其结合,激活 T 淋巴细胞、B 淋巴细胞增殖、分化、产生免疫应答效应产物,并与效应产物结合,进而发挥适应性免疫应答效应的物质。抗原是疫苗中主要的有效活性成分,也是决定疫苗特异性免疫原性的物质。

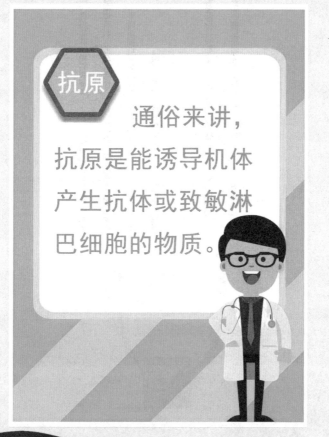

抗原

通俗来讲,抗原是能诱导机体产生抗体或致敏淋巴细胞的物质。

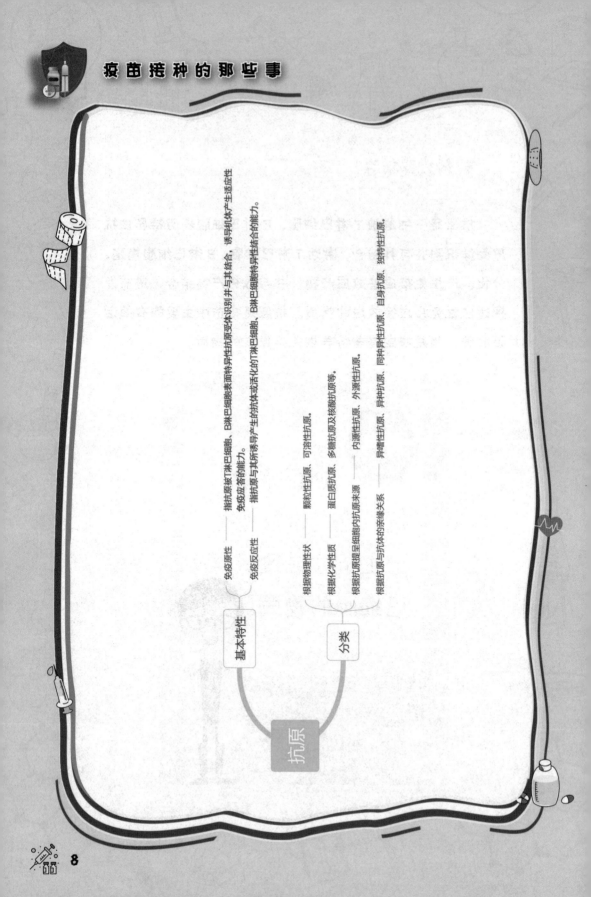

抗原

基本特性
- 免疫原性 —— 指抗原被T淋巴细胞、B淋巴细胞表面特异性抗原受体识别并与其结合，诱导机体产生适应性免疫应答的能力。
- 免疫反应性 —— 指抗原与其所诱导产生的抗体或活化的T淋巴细胞、B淋巴细胞特异性结合的能力。

分类
- 根据物理性状 —— 颗粒性抗原、可溶性抗原。
- 根据化学性质 —— 蛋白质抗原、多糖抗原及核酸抗原等。
- 根据抗原提呈细胞内抗原来源 —— 内源性抗原、外源性抗原。
- 根据抗原与抗体的亲缘关系 —— 异嗜性抗原、异种抗原、同种异型抗原、自身抗原、独特性抗原。

4. 什么是抗体?

　　抗体是介导体液免疫的重要效应分子，是免疫系统在抗原刺激下，由B淋巴细胞或记忆B淋巴细胞识别抗原后增殖、分化为浆细胞所产生的、与相应的抗原特异结合的免疫球蛋白，可分为 IgM、IgG、IgA 等，主要存在于血清等体液中，也分布于组织液、外分泌液及某些细胞膜表面。IgM 常用于风疹等传染病感染的早期诊断。IgG 常用于传染病感染的诊断及健康人群疫苗抗体水平的监测。

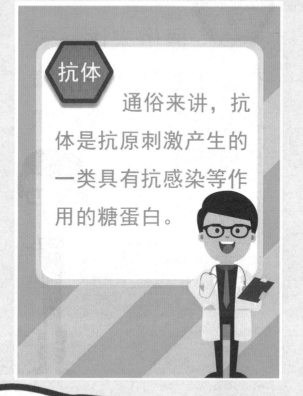

抗体

通俗来讲，抗体是抗原刺激产生的一类具有抗感染等作用的糖蛋白。

5. 什么是变态反应?

变态反应又称为超敏反应,是指机体受到某些抗原刺激时出现的异常适应性免疫应答。变态反应根据发生机制可分为 I 型、II 型、III 型、IV 型(表 2)。

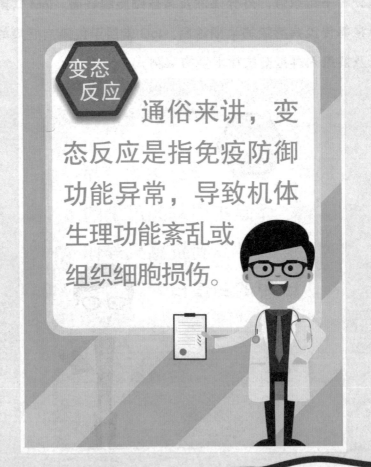

变态反应

通俗来讲,变态反应是指免疫防御功能异常,导致机体生理功能紊乱或组织细胞损伤。

表 2 变态反应分类

分类	临床常见疾病
Ⅰ 型（速发型）	全身过敏性反应（过敏性休克等）、局部过敏性反应（荨麻疹等）
Ⅱ 型（细胞毒型）	输血反应、新生儿溶血、自身免疫性溶血性贫血等
Ⅲ 型（免疫复合物型）	局部免疫复合物病（阿蒂斯反应）、全身免疫复合物病（血清病）
Ⅳ 型（迟发型）	接触性皮炎、变态反应性脑炎、银屑病、类风湿性关节炎等

极少数情况下发生的疫苗接种后严重全身性过敏反应（如过敏性休克）属于Ⅰ型变态反应。

6.T 淋巴细胞和 B 淋巴细胞有何不同?

　　T 淋巴细胞、B 淋巴细胞都是重要的免疫细胞。T 淋巴细胞通常介导细胞免疫，B 淋巴细胞主要通过产生抗体介导体液免疫（表3）。

表3　T 淋巴细胞与 B 淋巴细胞的区别

比较项	T 淋巴细胞	B 淋巴细胞
来源	胸腺	骨髓
成熟后存在部位	外周免疫器官的胸腺依赖区	外周淋巴器官的淋巴滤泡内
参与过程	适应性细胞免疫	特异性体液免疫
主要功能	1. 介导细胞免疫应答 2. 辅助体液免疫应答 3. 分泌细胞因子导致靶细胞凋亡	1. 产生抗体介导体液免疫应答 2. 提呈抗原 3. 免疫调节

7. 体液免疫和细胞免疫有何不同?

体液免疫是指病原体及其抗原成分进入机体,诱导特异性B淋巴细胞活化、增殖、分化成为浆细胞,产生特异性抗体,通过抗体的中和、调理以及对补体的活化作用等阻止病原体的吸附和感染的免疫反应。细胞免疫是指T淋巴细胞接受抗原刺激后,形成效应T淋巴细胞和记忆细胞,效应T淋巴细胞与抗原靶细胞特异性结合,导致其破裂死亡的免疫反应。二者区别见表4。

表4 体液免疫与细胞免疫的区别

比较项	体液免疫	细胞免疫
主要参与反应的细胞	B淋巴细胞	T淋巴细胞
活性物质	抗体	细胞因子
作用对象	抗原	被抗原侵入的靶细胞
作用方式	抗体与抗原特异性结合	效应T淋巴细胞释放细胞因子

研究资料显示，乙肝疫苗、脊髓灰质炎疫苗等主要通过体液免疫产生对机体的保护作用。

8. 主动免疫和被动免疫有何不同?

　　主动免疫是指抗原性物质（疫苗、类毒素等）刺激机体的免疫细胞，使机体获得特异性免疫能力的过程；被动免疫是指给人体注射含特异性抗体的免疫球蛋白、免疫血清等制剂，使机体被动获得特异性免疫的过程。二者区别见表5。

表5　主动免疫与被动免疫的区别

比较项	主动免疫	被动免疫
接种／输入物质	抗原（疫苗、类毒素等）	抗体（免疫球蛋白、免疫血清等）
免疫产生速度	较慢（一般2周左右）	较快（立即产生）
免疫维持时间	较长（半年至数年）	较短（一般2~3周）
主要作用	预防疾病或感染	治疗疾病或紧急预防感染

9. 人体抗感染的三道防线是什么?

人体抗感染有三道防线。皮肤、黏膜等是第一道防线;吞噬细胞、体液中的杀菌物质等非特异性免疫是第二道防线;由免疫器官和免疫细胞组成的特异性免疫是第三道防线。

第一道防线,皮肤和黏膜使人体对外界形成了一个密闭的系统,能阻挡大部分病原体的入侵。

第二道防线,当病原体突破人体的第一道防线后,第二道防线的吞噬细胞与病原体接触后形成一个个"吞噬体",或者由体液中的杀菌物质对病原体进行杀灭。

第三道防线,是人类在出生后逐渐建立的后天防御功能,主要由免疫器官和免疫细胞组成,是针对某一特定的病原体或异物侵入机体后,刺激淋巴细胞产生的特异性免疫作用。

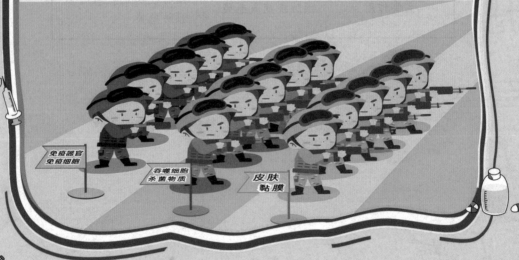

10. 什么是疫苗?

世界卫生组织将疫苗定义为：一种能提高对特定疾病免疫力的预防性生物制品，通常含有类似致病性微生物的成分、减毒或灭活的病原体，或其毒素及表面蛋白。《中华人民共和国疫苗管理法》将疫苗定义为：为预防、控制疾病的发生、流行，用于人体免疫接种的预防性生物制品，包括免疫规划疫苗和非免疫规划疫苗。

11. 疫苗有哪些种类?

疫苗可按成分性质（减毒活疫苗、灭活疫苗、蛋白或多糖疫苗、基因工程疫苗）、接种途径（注射用疫苗、划痕用疫苗、口服疫苗、喷雾剂疫苗）、预防的病原微生物（病毒类疫苗、细菌类疫苗、其他类疫苗）等进行分类。

疫苗发展简史

18世纪前半叶
1742年我国的《医宗金鉴》记录了人痘接种法（痘浆法、痘痂法、痘衣法等）预防天花。

18世纪后半叶
天花（牛痘）疫苗（1798年）——人类医学史上的第一支疫苗，由免疫学之父爱德华·詹纳研制，随着疫苗的接种，天花成为人类第一种被消灭的传染病。

19世纪
狂犬病减毒活疫苗（1885年）——第一支狂犬病减毒活疫苗由被称为近代微生物学奠基人的路易斯·巴斯德研制。
霍乱疫苗（1896年），伤寒疫苗（1896年），鼠疫疫苗（1897年）——人类首次成功研制的三款灭活疫苗。

20世纪前半叶
减毒疫苗——卡介苗（1927年），黄热病疫苗（1935年）。
灭活疫苗——百日咳疫苗（1926年），流感疫苗（1936年），斑疹伤寒疫苗（1938年）。
蛋白或多糖疫苗——白喉类毒素（1926年），破伤风疫苗（1926年）。

20世纪后半叶
减毒活疫苗——口服脊髓灰质疫苗（1963年），麻疹疫苗（1963年），腮腺炎疫苗（1967年），风疹疫苗（1969年），水痘疫苗（1995年），轮状病毒疫苗（1999年）等。
灭活疫苗——脊髓灰质炎疫苗（1955年），狂犬病疫苗（1980年），森林脑炎疫苗（1981年），乙脑疫苗（1992年），甲肝疫苗（1996年）。
蛋白或多糖疫苗——肺炎球菌多糖疫苗（1977年），脑膜炎球菌多糖（结合）疫苗（1974年，1999年），b型流感嗜血杆菌多糖（结合）疫苗（1985年，1987年），乙肝疫苗（血浆）（1981年），伤寒多糖疫苗（1994年），无细胞百日咳疫苗（1996年）等。
基因工程疫苗——重组乙肝疫苗（1986年），霍乱疫苗（重组毒素B亚单位）（1993年）。

21世纪初
减毒活疫苗——流感疫苗（2003年），带状疱疹疫苗（2006年）。
灭活疫苗——乙脑疫苗（2009年）。
蛋白或多糖疫苗——7价肺炎球菌结合疫苗（2000年），4价脑膜炎球菌结合疫苗（2005年），13价肺炎球菌结合疫苗（2009年）等。
基因工程疫苗——4价重组人乳头瘤病毒疫苗（2006年），2价重组人乳头瘤病毒疫苗（2009年），9价重组人乳头瘤病毒疫苗（2010年）等。

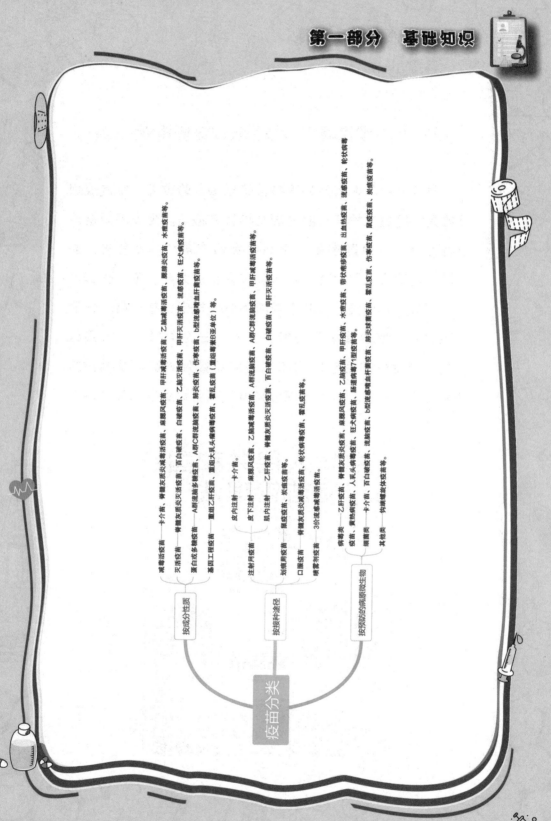

疫苗分类

按成分性质
- 减毒活疫苗 —— 卡介苗、脊髓灰质炎减毒活疫苗、麻腮风疫苗、甲肝减毒活疫苗、乙脑减毒活疫苗、腮腺炎疫苗、水痘疫苗等。
- 灭活疫苗 —— 脊髓灰质炎灭活疫苗、百白破疫苗、甲肝灭活疫苗、乙脑灭活疫苗、流感疫苗、狂犬病疫苗等。
- 蛋白亚单位疫苗 —— A群流脑多糖疫苗、A群C群流脑疫苗、肺炎疫苗、伤寒疫苗、b型流感嗜血杆菌疫苗等。
- 基因工程疫苗 —— 重组乙肝疫苗、重组大肠大头病疫苗、霍乱疫苗（重组霍乱正单位）等。

按接种途径
- 皮内注射 —— 卡介苗。
- 注射用疫苗 —— 皮下注射 —— 麻腮风疫苗、乙脑减毒活疫苗、A群流脑疫苗、A群C群流脑疫苗、甲肝减毒活疫苗等。
- 肌内注射 —— 乙肝疫苗、脊髓灰质灭活疫苗、百白破疫苗、白破疫苗、甲肝灭活疫苗等。
- 划痕用疫苗 —— 鼠疫疫苗、炭疽疫苗等。
- 口服疫苗 —— 脊髓灰质减毒活疫苗、轮状病毒疫苗、霍乱疫苗等。
- 喷雾剂疫苗 —— 3价流感减毒活疫苗。

按预防的病原微生物
- 病毒类 —— 乙肝疫苗、脊髓灰质炎疫苗、麻腮风疫苗、乙脑疫苗、甲肝疫苗、水痘疫苗、带状疱疹疫苗、出血热疫苗、流感疫苗、轮状病毒、狂犬病疫苗、肠道病毒71型疫苗等。
- 细菌类 —— 卡介苗、百白破疫苗、流脑疫苗、b型流感嗜血杆菌疫苗、肺炎球菌疫苗、霍乱疫苗、伤寒疫苗、鼠疫疫苗、炭疽疫苗等。
- 其他类 —— 钩端螺旋体疫苗等。

12. 什么是免疫规划疫苗和非免疫规划疫苗?

根据《中华人民共和国疫苗管理法》的定义，免疫规划疫苗是指居民应按照政府的规定接种的疫苗。免疫规划疫苗包括 3 种：一是国家免疫规划确定的疫苗；二是各省、自治区、直辖市人民政府在执行国家免疫规划时，可以根据本行政区域疾病预防、控制需要增加免疫规划疫苗种类，报国务院卫生健康主管部门备案并公布；三是县级以上人民政府或其卫生健康主管部门组织的应急接种或群体性预防接种所使用的疫苗。非免疫规划疫苗是指由居民自愿接种的其他疫苗。

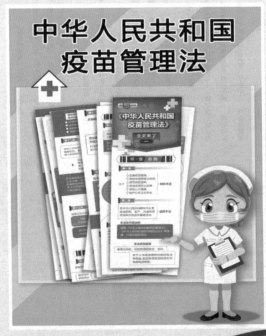

13. 多糖疫苗和结合疫苗有什么不同?

多糖疫苗是对细菌表面引起特异性保护作用的荚膜多糖成分提取纯化而成。常见的多糖疫苗有 A 群脑膜炎球菌多糖疫苗、A 群 C 群脑膜炎球菌多糖疫苗、ACYW135 群脑膜炎球菌多糖疫苗、23 价肺炎球菌多糖疫苗等。

结合疫苗是将细菌表面含抗原成分的多糖与载体蛋白进行耦联制备而成。常见的结合疫苗有 A 群 C 群脑膜炎球菌多糖结合疫苗、13 价肺炎球菌多糖结合疫苗等。

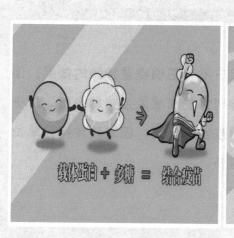

载体蛋白 + 多糖 = 结合疫苗

常用的载体蛋白有
- 白喉类毒素（DT）
- 破伤风毒素（TT）
- 白喉毒素的无毒突变体（CRM_{197}）等

14. 为什么需要按免疫程序接种疫苗?

免疫程序是根据疫苗临床试验、疫苗的特性、传染病的流行特征等制定的,是所接种疫苗在接种时间上的科学安排。只有按免疫程序进行接种,才能充分发挥疫苗的免疫效果,有效地保护易感人群,预防和控制疫苗可预防疾病的发生、流行。

15. 疫苗推迟接种会不会影响孩子健康?

疫苗推迟接种一般情况下不会影响疫苗接种的效果,但是可能增加因为没有及时得到保护而感染疾病的风险。对于特殊情况未按免疫程序接种疫苗的儿童,国家规定接种单位应尽早为其提供疫苗补种服务。

16. 什么是群体免疫?

　　群体免疫是流行病学理论中的一个概念，是指人群中较大比例的人获得免疫后，不仅免疫者能得到保护，整个人群也可能获得保护。群体免疫理论表明，当群体中有大量个体对某一传染病免疫或易感个体很少时，这种在个体之间传播的传染病的感染链便会中断。以麻疹为例，当人群中含麻疹成分疫苗的接种率达到 95% 以上时，就能建立人群免疫屏障，阻断麻疹病毒的传播。

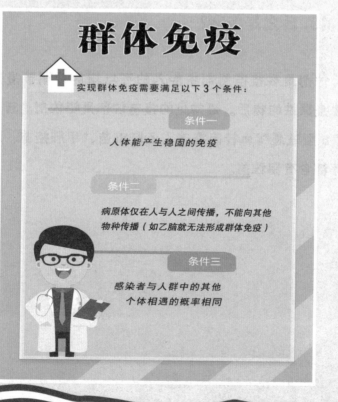

群体免疫

实现群体免疫需要满足以下 3 个条件:

条件一

人体能产生稳固的免疫

条件二

病原体仅在人与人之间传播，不能向其他物种传播（如乙脑就无法形成群体免疫）

条件三

感染者与人群中的其他个体相遇的概率相同

17. 接种疫苗后是不是就一定不得传染病了?

　　受种者个体的特殊原因,如身体状况不好、免疫应答能力低下等,可能导致接种后免疫失败。有研究证明,多数疫苗的保护率大于 80%,但并非 100%。因此受种者接种疫苗后,仍然有发病可能,但相对于不接种疫苗者,其患病后的临床症状一般较轻。

18. 什么是佐剂?

　　佐剂是在疫苗制剂中加入的可以增加或调节疫苗抗原的免疫原性的物质。最常见的疫苗佐剂是铝佐剂。百白破疫苗、b 型流感嗜血杆菌疫苗、乙肝疫苗、甲肝疫苗、炭疽疫苗等都含有铝佐剂。

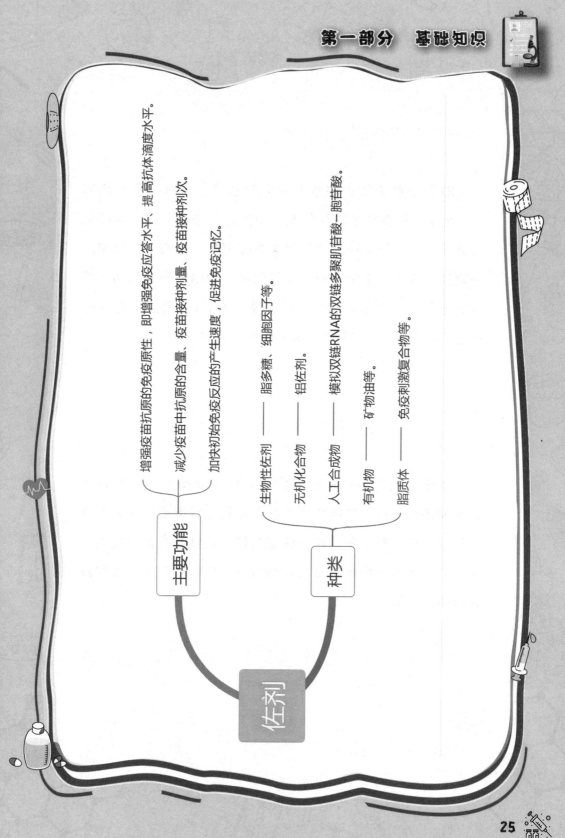

佐剂

主要功能

增强疫苗抗原的免疫原性，即增强免疫应答水平、提高抗体滴度水平。

减少疫苗中抗原的含量、疫苗接种剂量、疫苗接种剂次。

加快初始免疫反应的产生速度，促进免疫记忆。

种类

生物性佐剂 —— 脂多糖、细胞因子等。

无机化合物 —— 铝佐剂。

人工合成物 —— 模拟双链RNA的双链多聚肌苷酸-胞苷酸。

有机物 —— 矿物油等。

脂质体 —— 免疫刺激复合物等。

19. 什么是联合疫苗?

联合疫苗包括多联疫苗和多价疫苗。多联疫苗是指用2种及以上的疫苗原液按特定比例配合制备成的具有多种免疫原性、能预防多种疾病的联合生物制品,如百白破疫苗、麻腮风疫苗等;多价疫苗是指预防同一种病原微生物的不同株或不同血清型引起的疾病的疫苗,如 23 价肺炎球菌多糖疫苗、ACYW135 群脑膜炎球菌多糖疫苗等。

20. 疫苗免疫效果评价指标有哪些?

疫苗免疫效果评价指标主要分为流行病学评价指标和血清学评价指标。常用的流行病学评价指标有疫苗效力和疫苗保护效果,都用于评价某种疫苗预防其针对疾病的能力;常用的血清学评价指标有抗体阳转率、抗体阳性率、抗体几何平均滴度等。

21. 什么是疫苗批签发?

疫苗批签发是对获得上市许可的疫苗类生物制品,在每批产品上市销售前或者进口时,指定药品检验机构进行资料审核、现场核实、样品检验的监督管理行为。疫苗批签发作为一项科学有效的疫苗监管制度,是世界卫生组织要求的国家疫苗监管的六项职能之一。疫苗应用人群广,且主要应用于健康人群,特别是儿童和婴幼儿,为确保疫苗质量,疫苗批签发制度已成为上市疫苗质量管理的重要环节。从 2001 年 12 月以来,我国逐步对疫苗试行批签发,目前已对全部上市疫苗实施批签发,即对每批疫苗出厂上市或者进口时进行强制性检验、审核。检验不合格或者审核不被批准的疫苗不得上市或者进口。

第二部分
预防接种服务

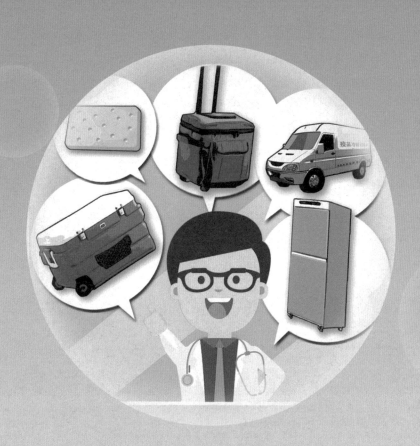

1. 什么是冷链?

冷链是指疫苗从生产企业到接种单位的运转过程中，为保障疫苗质量和安全，使各个环节始终处于疫苗所必需的特定低温环境的特殊供应链系统。冷链设备、设施包括冷藏车、疫苗运输工具、冷库、冰箱、疫苗冷藏箱、疫苗冷藏包及安置设备的房屋等。

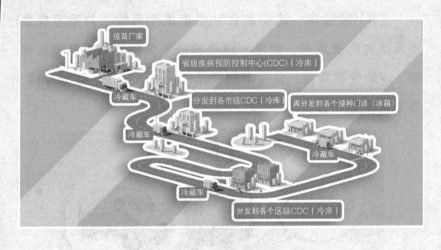

疫苗厂家

省级疾病预防控制中心(CDC)（冷库）

冷藏车

分发到各市级CDC（冷库）

再分发到各个接种门诊（冰箱）

冷藏车

冷藏车

冷藏车

分发到各个区级CDC（冷库）

2. 主要冷链设备配置的基本要求有哪些?

（1）冰箱：补充、更新应选用具备医疗器械注册证的医用冰箱。

（2）冷库：容积应与储存疫苗需求相适应，应配有自动监测、调控、显示、记录温度状况和报警的设备，以及备用制冷机组、备用发电机组或安装双路电路。

（3）冷藏车：应安装自动温度监测系统，自动温度监测系统的测量范围、精度、误差等技术参数能够满足疫苗储存、运输管理需要，具有不间断监测、连续记录、数据存储、显示及报警功能。

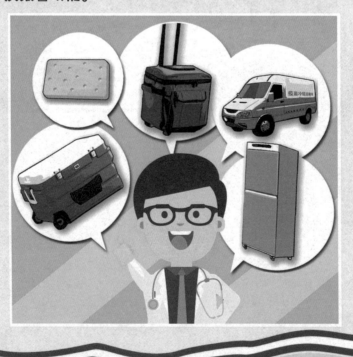

3. 疫苗储存温度监测管理有哪些要求?

（1）温度计应分别放置在普通冰箱冷藏室、冷冻室，低温冰箱的中间位置。冷藏和冷冻温度分别控制在 2 ~ 8 ℃和 ≤ –20 ℃。

（2）使用自动温度监测器材的冷链设备应同时使用温度计测量温度，温度计不应放在蒸发器的通风处。

（3）每台疫苗储存设备应建立温度监测记录，冷藏设备温度超出疫苗所需储存温度时，应采取相应措施并记录。

（4）健全疫苗储存温度监测管理制度。

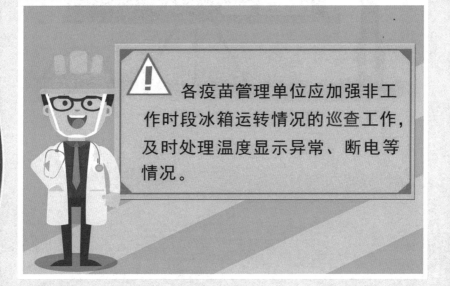

各疫苗管理单位应加强非工作时段冰箱运转情况的巡查工作，及时处理温度显示异常、断电等情况。

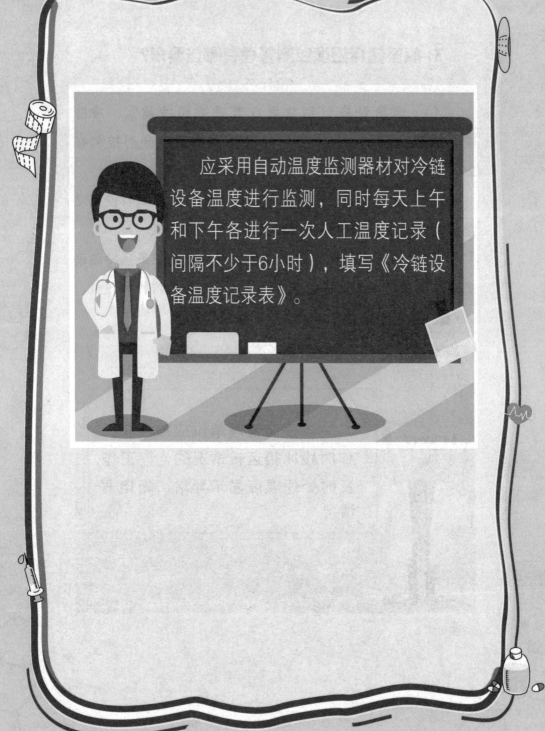

应采用自动温度监测器材对冷链设备温度进行监测，同时每天上午和下午各进行一次人工温度记录（间隔不少于6小时），填写《冷链设备温度记录表》。

4. 疫苗运输温度监测管理有哪些要求？

疫苗运输过程中应按要求完整填写《疫苗运输温度记录表》。

资料齐全、符合冷链运输温度要求的疫苗，方可接收。

运输时间超过 6 小时，需要记录途中温度。

温度记录应保存至超过疫苗有效期 5 年备查。

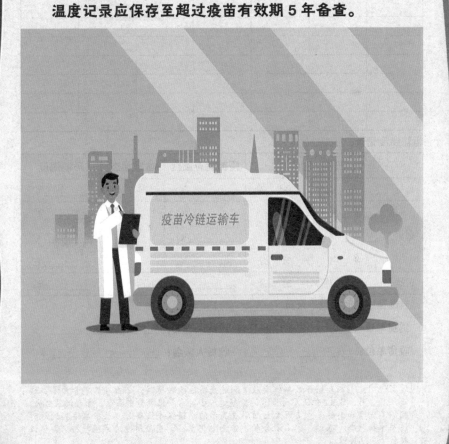

疫苗冷链运输车

疫苗运输温度记录表

出／入库日期：＿＿＿年＿＿月＿＿日　出／入库单号：＿＿＿＿＿＿＿＿＿＿

疫苗运输工具：（1）冷藏车；（2）疫苗运输车；（3）其他＿＿＿＿＿＿＿

疫苗冷藏工具：（1）冷藏车；（2）车载冷藏箱；（3）其他＿＿＿＿＿＿＿

运输疫苗情况：

疫苗名称	生产企业	规格（剂／支或粒）	批号	有效日期	数量（支或粒）	用途

运输温度记录：

	日期／时间	疫苗储存温度	冰排状态	环境温度
启运	＿＿年＿月＿日＿时＿分	＿＿＿＿＿＿℃		＿＿＿＿＿＿℃
途中	＿＿年＿月＿日＿时＿分	＿＿＿＿＿＿℃	＿	＿＿＿＿＿＿℃
	＿＿年＿月＿日＿时＿分	＿＿＿＿＿＿℃		＿＿＿＿＿＿℃
	＿＿年＿月＿日＿时＿分	＿＿＿＿＿＿℃		＿＿＿＿＿＿℃
到达	＿＿年＿月＿日＿时＿分	＿＿＿＿＿＿℃		＿＿＿＿＿＿℃

启运至返回时行驶千米数：＿＿＿＿＿＿＿＿＿＿＿＿＿

送货单位：＿＿＿＿＿＿＿＿＿＿　送货人签名：＿＿＿＿＿＿＿＿＿＿

收货单位：＿＿＿＿＿＿＿＿＿＿　收货人签名：＿＿＿＿＿＿＿＿＿＿

填写说明：①本表供各级单位发放／购进疫苗运输时填写；②出入库单号为单位编码＋年、月、日＋2位流水号；③运输超过6小时需要记录途中温度，每天记录2次，间隔不少于6小时；④使用无自动温度显示的冰排保冷设备时，只在启运和到达时填写冰排状态（冻结、冰水混合物、完全融化）；⑤疫苗用途为常规接种／群体性接种／应急接种。

5. 冷链设备验收安装时要注意什么?

冷藏车、普通冷库和低温冷库的安装与调试，必须由专业的制冷工程师承担。需要安装插座的冷链设备不可与其他设备或电器共用插座；应安装（或存放）在保持通风的专用房间内，避免阳光直射，远离热源。管理设备的技术人员应学习设备使用说明书，按规定的程序配合安装，进行验收。

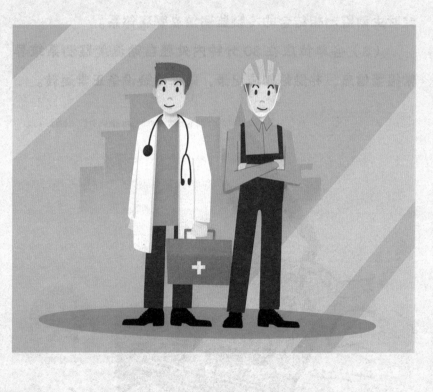

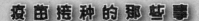

6. 如何及时处理疫苗储存冷链设备温度报警信息?

（1）疫苗管理的相关单位应配备专人负责疫苗全程追溯系统中本单位信息数据的管理和维护。

（2）在每日人工监测的基础上，可使用手机、电脑等设备远程监测冷链设备运转情况，建立预警信息接收处理和定时主动监测相结合的冷链监测信息管理体系。

（3）各单位应在 30 分钟内处理自动温度监测系统异常报警信息，并做好相应记录，确保冷链设备正常运转。

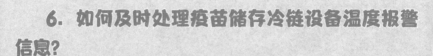

区间温度：5.51℃ 最高温度：6.07℃ 最低温度：4.9℃

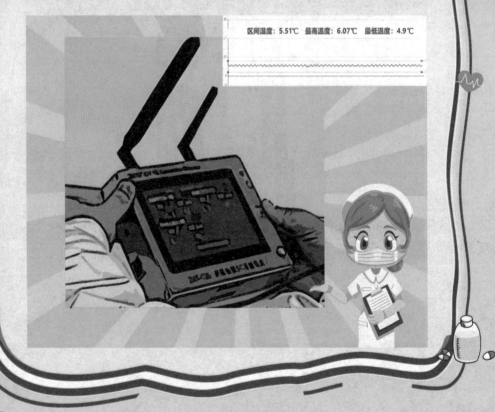

7. 如何判定疫苗是否冻结?

检查疫苗是否冻结的方法：选取正常疫苗（应尽可能选取同品种、同生产企业及同批号的疫苗）作为对照，将被检疫苗和对照疫苗同时摇匀后竖立静置，被检疫苗与对照疫苗相比，如在短时间（5～10分钟）内出现分层现象且上层液体较清，即可判断被检疫苗曾被冻结。

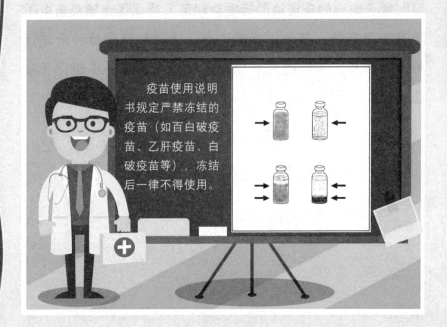

疫苗使用说明书规定严禁冻结的疫苗（如百白破疫苗、乙肝疫苗、白破疫苗等），冻结后一律不得使用。

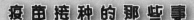

8. 为什么疫苗是安全的?

　　我们接种的疫苗都是经过动物试验、临床试验,并经国务院药品监督管理部门指定的批签发机构进行审核、检验,获得批签发后才上市流通的。疫苗上市后,还需要进行安全性监测,以保证疫苗安全。目前国家实行疫苗全程电子追溯制度,国务院药品监督管理部门会同国务院卫生健康主管部门制定了统一的疫苗追溯标准和规范,建立了全国疫苗电子追溯协同平台,整合了疫苗生产、流通和预防接种全过程的追溯信息,实现疫苗管理全程可追溯,进一步确保了疫苗安全。

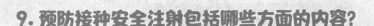

9. 预防接种安全注射包括哪些方面的内容?

（1）应指定有经验、受过培训的人员进行监督管理，指导安全注射的正确操作方法。

（2）实施预防接种的人员应持预防接种资格证书上岗。

（3）预防接种的操作要规范化。

（4）规范使用合格的注射器。

（5）预防接种的环境要符合工作要求。

（6）接种后的接种器材及其废弃物品要安全地回收、销毁。

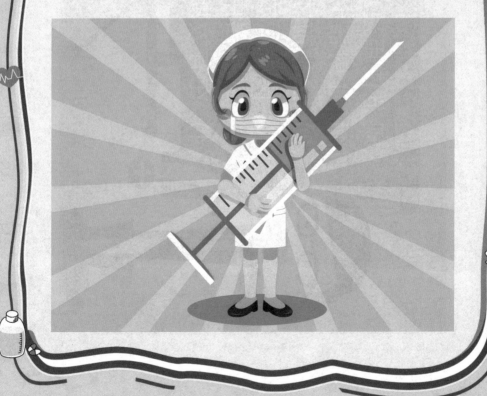

规范使用注射器：

(1) 注射器必须无菌包装。

(2) 接种前才能打开包装。

(3) 使用后放入指定的安全盒或防刺容器中，不允许再次使用。

(4) 在有效期内使用。

10. 注射疫苗的方法有哪些?

注射疫苗的方法主要有皮内注射、皮下注射、肌内注射3种（表6）。

表6　注射疫苗的方法

注射方法	简介	部位	角度
皮内注射	将疫苗注射于表皮与真皮之间的方法	上臂三角肌下缘	针尖斜面向上与皮肤呈10°～15°，针尖斜面完全进入皮肤，然后注入疫苗，使注射部位形成一个圆形皮丘，针管顺时针方向旋转180°后拔出针头。勿按摩注射部位
皮下注射	将疫苗注入皮下组织的方法	上臂外侧三角肌、大腿前外侧	针头斜面向上，与皮肤呈30°～40°，快速刺入皮下至针头长度的2/3～1/3，后继操作如上
肌内注射	将疫苗注入肌肉组织的方法	（1）上臂外侧三角肌（首选）（2）大腿前外侧中部肌肉（尤其适用于婴幼儿）	90°快速刺入针头长度的2/3，后继操作如上

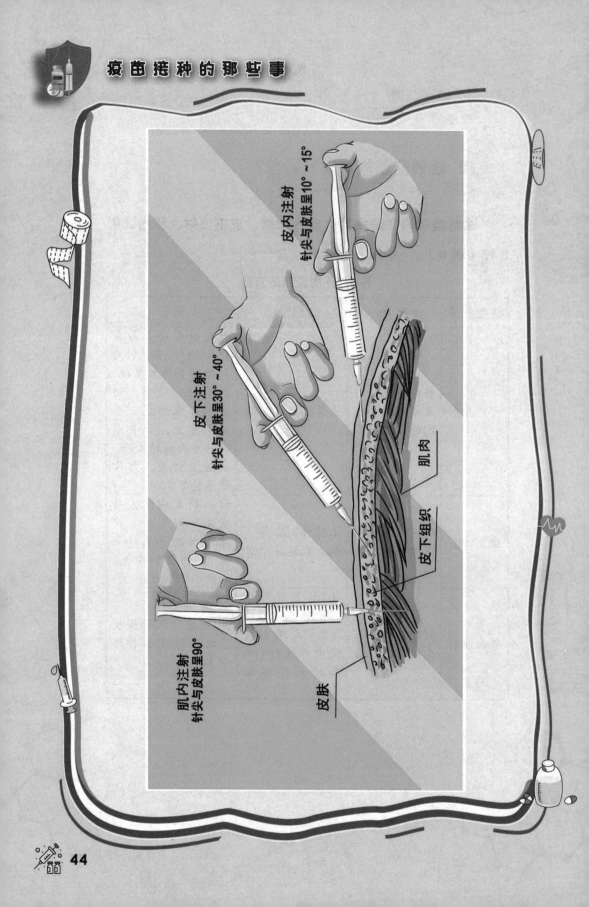

皮内注射
针尖与皮肤呈10°~15°

皮下注射
针尖与皮肤呈30°~40°

肌肉注射
针尖与皮肤呈90°

肌肉

皮下组织

皮肤

11. 接种操作前皮肤消毒注意事项有哪些?

　　按照免疫程序和疫苗说明书规定的接种剂量、方法和部位接种疫苗。接种部位要避开瘢痕、炎症、硬结和皮肤病变处。用灭菌镊子夹取 75% 乙醇棉球或用无菌棉签蘸 75% 乙醇,由内向外螺旋式对接种部位皮肤进行消毒,涂搽范围为 5 cm×5 cm,待晾干后立即接种。禁用 2% 碘酊进行皮肤消毒。

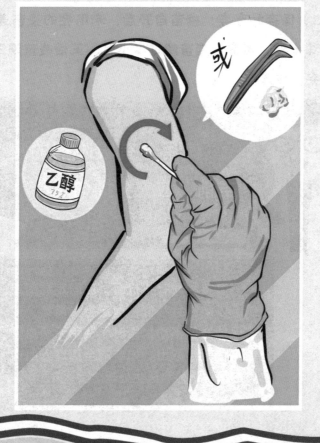

12. 接种注射型疫苗的操作要点有哪些?

（1）稀释（不需要稀释的疫苗可跳过此步骤）：使用冻干疫苗时用注射器抽取稀释液，沿疫苗瓶内壁缓慢注入，轻轻摇荡，使疫苗充分溶解，避免出现泡沫。

（2）抽取：将注射器针头斜面向下插入疫苗瓶液面下，吸取疫苗。吸取疫苗后，将注射器的针头向上，排空注射器内的气泡，直至针头上有一小滴疫苗出现为止。

（3）保存和废弃：疫苗启开后，未用完的疫苗盖上无菌干棉球冷藏。减毒活疫苗超过半小时、灭活疫苗超过1小时未用完，应废弃。

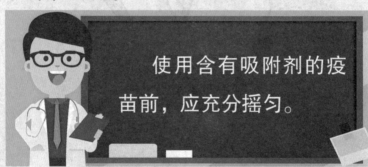

使用含有吸附剂的疫苗前，应充分摇匀。

若接种时针头折断，应固定局部组织，以防断针移位，稳定患者情绪，使其保持原位不动，同时尽快用无菌血管钳夹住断端取出。如断端全部埋入肌肉，应尽快请外科医生处理。

13. 疫苗口服法有什么操作要点?

口服法常用于口服脊髓灰质炎疫苗,可分为液体剂型和糖丸剂型2种。

液体剂型可直接滴入口中。如果接种对象是小月龄的儿童,可令其呈仰卧位,用左手拇指和食指捏住儿童颊部,使嘴张开,将疫苗滴入儿童的舌根部。

服用糖丸剂型时,需要准备消毒汤匙和凉开水,用汤匙将糖丸送入儿童口中,然后用凉开水送服咽下。喂服小月龄的儿童时,可将糖丸碾碎,放入汤匙内,加少许凉开水溶解成糊状。

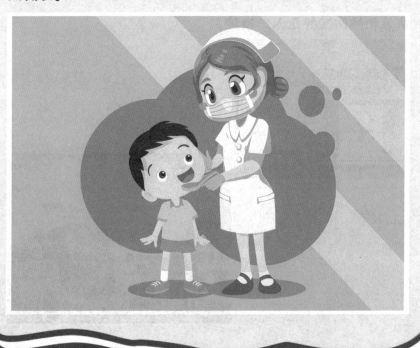

14. 预防接种服务模式有哪几种?

　　预防接种服务模式有定点接种和流动接种两种。

　　定点接种是指县级以上卫生健康主管部门根据人口密度、服务半径、地理条件和医疗卫生资源配置等情况设立固定接种单位,由接种单位辖区内的受种者主动到接种单位接受预防接种服务的形式。定点接种单位有预防接种门诊、村级接种点、产科接种单位等。

　　流动接种是指开展疫苗应急接种或群体性预防接种时,通过组织流动预防接种队,快速建立临时接种点开展预防接种服务。交通不便的山区的居民、不适宜外出的人群等,可由流动预防接种队入户接种。

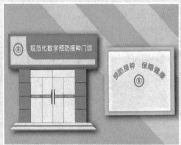

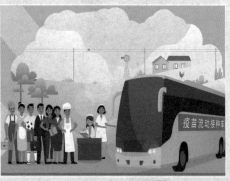

15. 如果需要入户接种，应怎样进行？

实施入户接种应在卫生健康主管部门的指导下，遵守当地疫情防控规定，保证疫苗冷链管理，使用便携式信息化设备开展接种工作。

接种
(前)
　对受种者进行健康评估
　应用一次性铺垫做好操作台面的防护

严格执行安全接种相关要求
接种
(中)

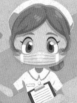

接种
(后)
　确保足够的留观时间
　将所有医疗废物带回集中处理

16. 预防接种按组织形式分哪些类?

根据《预防接种工作规范》，预防接种按组织形式分为常规接种、群体性预防接种、应急接种、临时接种（表7）。

表7 预防接种的分类

常规接种	群体性预防接种	应急接种	临时接种
接种单位按照国家免疫规划疫苗儿童免疫程序、疫苗使用指导原则、疫苗说明书，在相对固定的接种服务周期内为接种对象提供的预防接种服务	为预防和控制传染病暴发、流行，在特定范围和时间内，针对可能受某种传染病威胁的特定人群，有组织地集中实施的预防接种活动	当某地已经发生传染病暴发、流行时，为控制传染病疫情蔓延，在传染病发生的开始阶段或有流行趋势时，在一定范围和短时间内对目标人群开展的预防接种活动	在出现自然灾害、控制疫苗针对传染病流行等情况，开展应急接种、群体性预防接种时，按应急接种或群体性预防接种方案，设立临时预防接种点，选择适宜的地点和时间，对目标人群开展的预防接种服务

17. 临时接种的实施要点有哪些?

（1）应经当地县级以上卫生健康主管部门确定认可后，结合疫情防控需要、当地医疗卫生资源配置等情况，在交通便利、人口相对集中的区域，设置临时接种点。

（2）可选择学校的医务室，集体单位的会议室或办公室、卫生室等场所设立临时接种点，并设置醒目的标志。

（3）现场应标示工作流程，按照候诊、询问／登记／告知、接种、留观等功能进行分区。

（4）通过临时接种发现的漏证、漏卡和漏种的适龄儿童，应纳入当地儿童常规免疫管理，尽快给予建证、建卡，按照免疫程序补种相关疫苗。

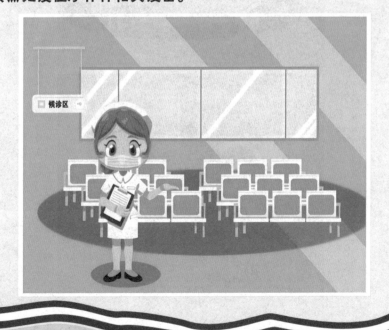

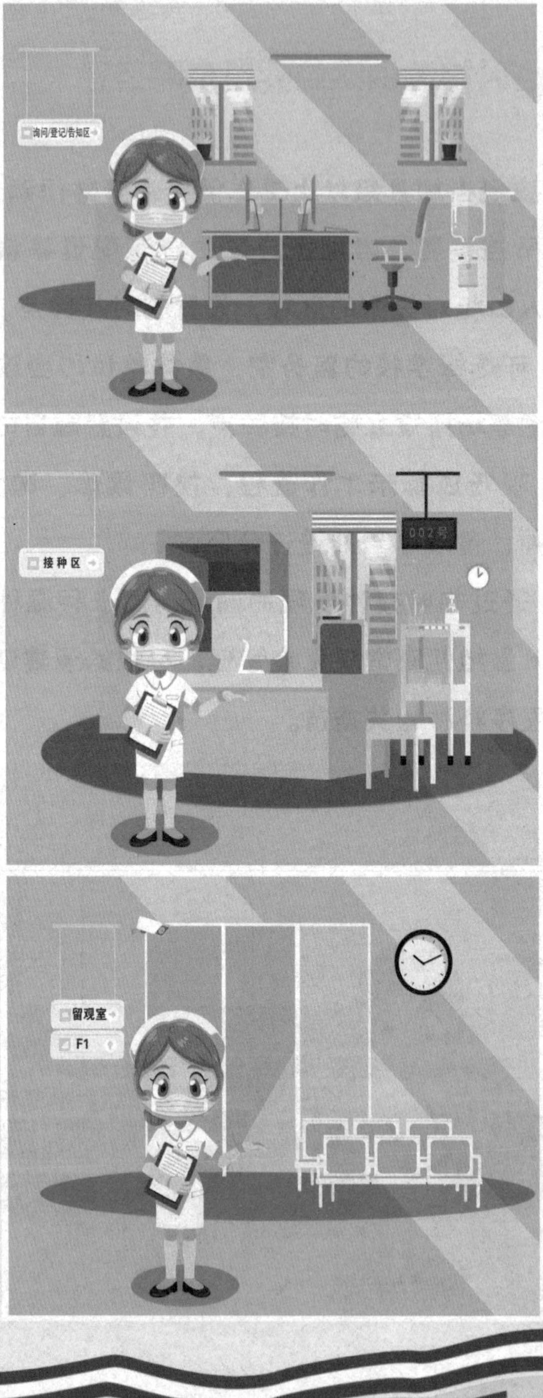
询问/登记/告知区
接种区
002号
留观室
F1

18. 群体性预防接种点对使用面积有什么要求?

　　群体性预防接种点可依托县级以上医疗机构、疾病预防控制机构、社区卫生服务中心/乡镇卫生院、社区卫生服务站/村卫生室、学校等单位的固定房屋设置。

　　贵州省地方标准《群体性预防接种点设置规范》推荐:使用固定房屋设置的群体性预防接种点,使用面积应在200 m^{2}以上;日接种任务1000人以上的群体性预防接种点,使用面积应在400 m^{2}以上;日接种任务2000人以上的大型群体性预防接种点,使用面积应在1000 m^{2}以上。所有接种现场都需要备有足够空间用于接种后留观。根据疫情防控需要,可通过搭建帐篷、配备流动接种车等,建立临时性群体性预防接种点。

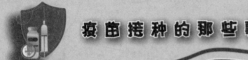

ICS 11.020
CCS C 05

DB52

贵 州 省 地 方 标 准

DB52/T 1592—2021

群体性预防接种点设置规范

Set-up specification of mass vaccination sites

2021－04－01 发布   2021－04－01 实施

贵州省市场监督管理局   发 布

19. 预防接种单位应怎样设置功能分区?

　　预防接种单位应有完备的功能分区,确保规范开展预防接种工作。应标示工作流程,按照候诊、询问/登记/告知、接种、留观、AEFI处置、冷链等功能进行分区,各区相对独立,有进、出2个不交叉的通道。

　　设置在医疗机构的接种门诊应避免与普通门诊、注射室、病房、放射科、传染病科(含发热门诊、肠道门诊、传染病病房等)、化验室等存在潜在感染和损害风险的科室共处同一楼层或共用出入口及通道。

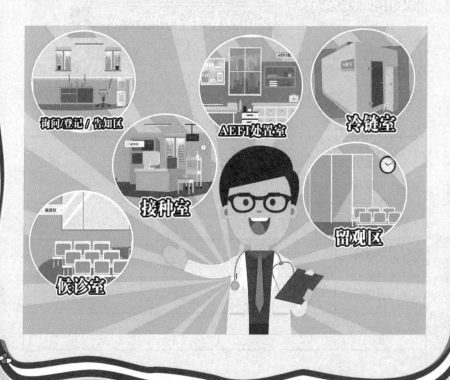

询问/登记/告知区

AEFI处置室

冷链室

接种室

留观区

候诊室

20. 什么是疫苗损耗系数?

疫苗在使用中往往会因为各种原因造成损耗。损耗系数是一种评价疫苗损耗程度的指标,它指的是各种疫苗每接种1人次所需消耗的疫苗人份数。疫苗损耗系数根据接种服务形式、接种周期、疫苗规格等确定。疫苗损耗系数越高,实际使用率越低。不同规格疫苗的损耗系数参考标准见表8。

$$疫苗损耗系数 = \frac{疫苗使用剂次数}{疫苗实际接种剂次数}$$

表 8　不同规格疫苗的损耗系数参考标准

疫苗规格	疫苗损耗系数参考标准
单人份疫苗	1.05
2 人份疫苗	1.2
3 人份疫苗	1.5
4 人份疫苗	2.0
≥ 5 人份疫苗	2.5

21. 制订疫苗计划量的参考计算方法是什么?

　　某种免疫规划疫苗计划量（剂）＝辖区内适龄应种人数 × 免疫程序规定接种剂次数 × 疫苗损耗系数 – 本年底预计库存量（剂）– 非免疫规划疫苗替代量。

　　辖区内适龄应种人数可参考统计部门公布的人口数据。

　　非免疫规划疫苗替代量可参考上一年度的数据。

22. 什么是"三查七对一验证"？

医疗卫生人员应通过"三查七对一验证"操作确保受种者、预防接种证和疫苗信息相一致，确认无误后方可实施接种，这是安全接种的重要保障。

三查：一是检查受种者健康状况和核查接种禁忌；二是查对预防接种卡（簿）和预防接种证信息，同时与预防接种档案核对疫苗和接种相关信息；三是检查疫苗、注射器的外观、批号、有效期。

七对：核对受种者的姓名、年龄，所接种疫苗的品名、规格、剂量，接种部位，接种途径。

一验证：接种前请受种者或其监护人验证接种疫苗的种类和有效期。

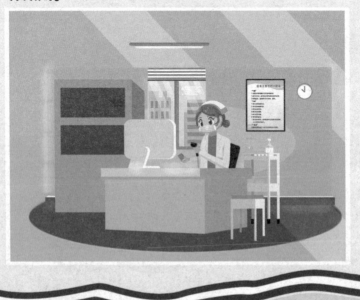

23. 接种率统计和报告的内容是什么?

接种率统计和报告仅限于常规免疫及其查漏补种剂次。统计和报告对象为在接种单位接受常规免疫服务的 0 ~ 6 周岁儿童,以及 ≤ 18 周岁补种常规免疫剂次的儿童。常规免疫实行适龄儿童现居住地管理。原则上,在接种单位辖区内居住 ≥ 3 个月的儿童,均应纳入该接种单位常规免疫管理。应根据《预防接种工作规范》的要求分别确定实种人数、应种人数,计算报告接种率。

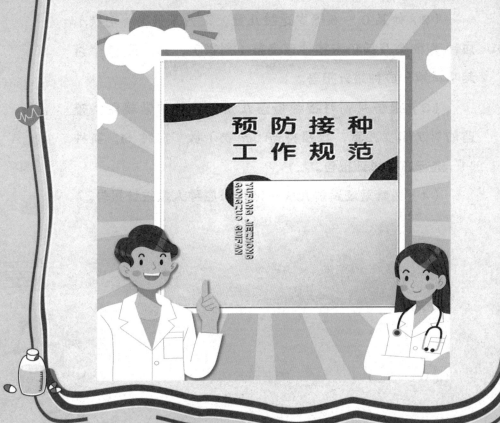

预 防 接 种
工 作 规 范

YUFANG JIEZHONG
GONGZUO GUIFAN

24. 接种率监测中应种人数怎样计算?

应种人数是指到本次预防接种时,在接种单位辖区范围内,达到免疫程序规定应接受某疫苗(剂次)预防接种的适龄儿童人数,加上次预防接种时该疫苗(剂次)应种儿童中的漏种者人数。

(1)0~6周岁适龄儿童,在达到免疫程序某疫苗(剂次)起始月/年龄后,即纳入当月某疫苗(剂次)应种对象报告管理。

(2)如某0~6周岁适龄儿童,记入某疫苗(剂次)应种满12个月后仍未接种该疫苗(剂次),则从第13个月起不再纳入应种统计报告。

(3)报告月临时接种疫苗儿童、已补种常规免疫疫苗的≥7周岁儿童,按照疫苗(剂次)数"应种+1,实种+1"进行应种统计报告。

(4)患禁忌证适龄儿童一律纳入应种人数统计报告。

25. 接种率监测中实种人数怎样计算？

实种人数是指报告月常规免疫接种中，某疫苗（剂次）应种人数中实际受种人数。

（1）接种单位在报告月接种的符合免疫规划程序的疫苗剂次数均纳入实种人数统计，包括接种国家免疫规划疫苗剂次和含国家免疫规划疫苗成分的非免疫规划疫苗剂次的人数。

（2）接种符合常规免疫程序的查漏补种剂次的对象，纳入实种人数统计和报告。

（3）临时接种疫苗儿童、补种常规免疫疫苗的 ≥ 7 周岁儿童，按照疫苗（剂次）数"应种 +1，实种 +1"进行实种统计报告。

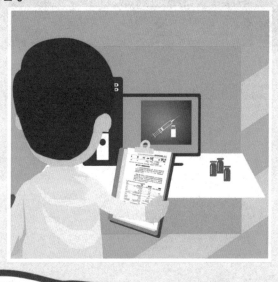

26. 如何计算报告接种率?

累计应种人数:指本年度某疫苗（剂次）上次累计实种人数与本年度最后一次该疫苗（剂次）的应种人数之和。

累计实种人数:指某疫苗（剂次）在该时间段的各次实种人数之和。

报告接种率计算方法见下图。

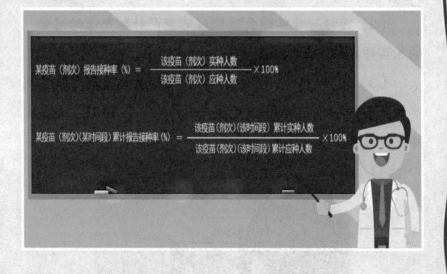

$$某疫苗（剂次）报告接种率（\%）= \frac{该疫苗（剂次）实种人数}{该疫苗（剂次）应种人数} \times 100\%$$

$$某疫苗（剂次）（某时间段）累计报告接种率（\%）= \frac{该疫苗（剂次）（该时间段）累计实种人数}{该疫苗（剂次）（该时间段）累计应种人数} \times 100\%$$

27. 多剂次疫苗接种了第一剂，长时间未接种第二剂，会不会无效，是否需要重新从第一剂开始接种？

《国家免疫规划疫苗儿童免疫程序及说明（2021年版）》的免疫规划疫苗补种通用原则提出：未按照推荐年龄完成国家免疫规划规定剂次接种的小于18周岁人群，只需补种未完成的剂次，无须重新开始全程接种。因故未按程序接种后续剂次疫苗者，等条件允许后继续完成接种即可，不必从第一剂开始接种。另外，一些疫苗的补种程序随着儿童年龄等情况的改变会有特殊规定，需要具体参考每种疫苗补种的规定执行。

28. 儿童接种疫苗前家长要做哪些准备?

在接种疫苗前应要求家长注意:

(1)了解接种时间、要接种的疫苗及可预防的疾病、接种后可能出现的不良反应。

(2)保证儿童在接种前一周身体处于健康状态。

(3)避免在空腹、过度疲劳、激烈运动后等情况下给儿童接种疫苗。

(4)接种前准备好儿童的预防接种证和身份证件。

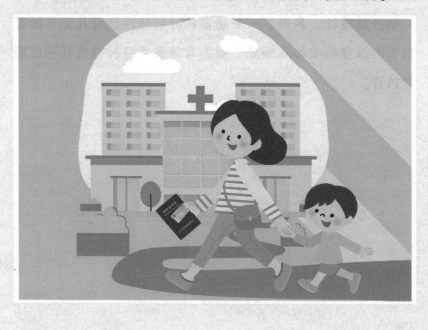

29. 接种疫苗过程中受种者或其监护人需要注意什么?

接种前受种者或其监护人应告知医生近期是否患病和当前的健康状况(如是否处于发热、感染等急性疾病期,是否是慢性疾病的患者等),告知既往接种疫苗后是否出现过不适或过敏情况,便于医生掌握接种疫苗禁忌,判断本次是否能够接种疫苗。认真听取接种医生告知接种疫苗的相关内容后签署《知情同意书》。接种结束后需要在现场留观30分钟。

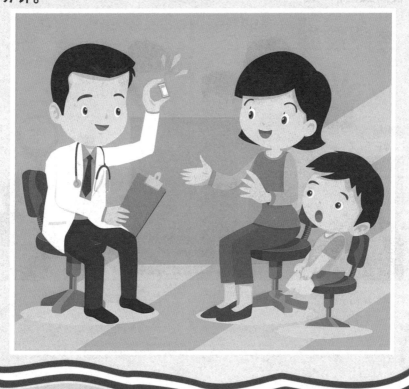

30. 有些家长认为其他人接种了疫苗，自家小孩就不必接种疫苗了。这种观念正确吗？

这种观念是错误的。一方面只有共筑屏障，才能共享安全。如果家长以此为理由不让自己的孩子接种疫苗，借此规避极低的疫苗不良反应风险，那么整个群体的免疫屏障将无法建立，大家都得不到庇护。另一方面，在适龄的时候不接种疫苗，若成年后感染，症状会更严重，治疗费用也更高。因此，只有人人参与，共筑防疫长城，才能共享真正安心的健康生活。

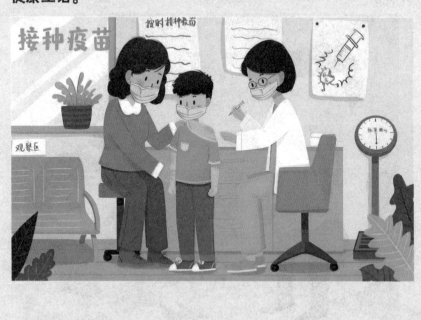

31. 为什么预防接种证要长期保存?

　　我国对儿童实行预防接种证制度。预防接种证是儿童预防接种的记录和凭证,可使接种医生掌握儿童接种信息,按免疫程序预约或通知接种,以确保每个儿童得到及时的接种服务。另外,以下几种情况都需要提供预防接种证:①国家规定在儿童入托、入学时需要查验儿童接种证;②在外地时,可凭预防接种证在临时居住地的接种单位让儿童及时得到接种;③办理出国手续时,许多国家要求提供有效的接种证明。所以,预防接种证很重要,受种者或其监护人应长期妥善保管。

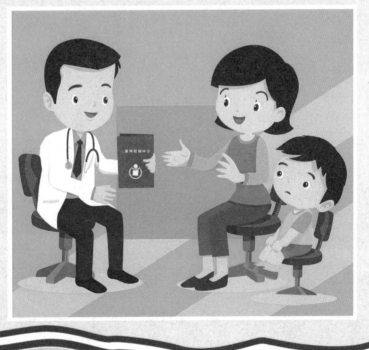

32. 预防接种卡要保存多久?

　　根据《预防接种工作规范》要求，接种单位应为适龄儿童建立预防接种证、卡（簿），作为儿童预防接种的凭证。其他人群的预防接种也要实行接种记录制度，建立预防接种卡（簿）。预防接种卡（簿）在城市由社区卫生服务中心等接种单位保管，在农村由乡镇卫生院等接种单位保管。预防接种卡（簿）的保管期限应在儿童满 6 周岁后再保存不少于 15 年。其他预防接种记录保存时间不得少于 5 年。

33. 什么是数字化预防接种门诊?

数字化预防接种门诊是将计算机技术、网络技术、互联网、物联网和人工智能等技术应用于预防接种的预约、取号、健康询问、登记、候种、接种、留观等环节,实现全流程综合信息管理与服务的预防接种门诊。数字化预防接种门诊应用信息系统全程监管整个接种过程,有效规范了预防接种现场秩序,提升了服务质量。

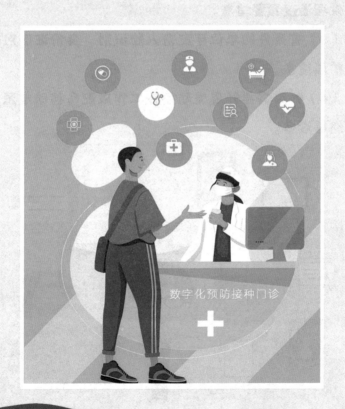

数字化预防接种门诊

34. 预防接种单位信息化设备配置的基本要求是什么?

（1）应配备登记和接种用的电脑、疫苗出入库和接种扫码设备、接种证打印机、预防接种签核系统等信息化设备，确保网络通畅和信息系统平稳运行。

（2）应配备温度记录设备自动采集冷链设备温度，监测数据应上传全省疫苗全程追溯信息管理系统，并能及时接收和处理温度预警信息。

（3）有条件的单位可配备人脸识别、身份证识别等信息化扩展设备。

（4）如果需要开展流动接种工作应配备移动电源、无线网络等设备。

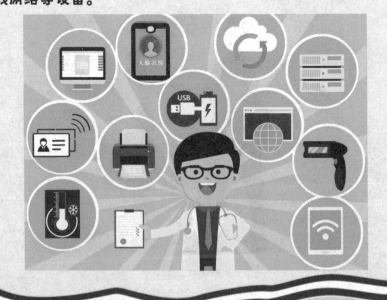

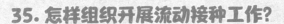

35. 怎样组织开展流动接种工作?

（1）在应急接种、群体性预防接种等工作中可根据需要按照卫生健康主管部门确认的接种服务范围和活动地区开展流动接种服务。

（2）流动预防接种工作具体负责单位要与乡镇（街道）、村（社区）以及组织团体接种的单位建立联络机制，提前告知流动预防接种服务情况。

（3）依托基层干部、社区工作者、村干部等各方面力量及时通知服务对象到流动预防接种点接种疫苗。

（4）应与服务区域负责常规免疫接种的门诊确立合作机制。

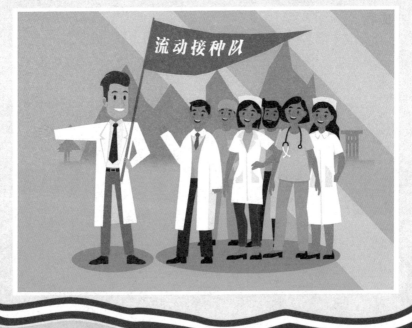

36. 流动接种工作有哪些注意事项?

（1）应调试好预检登记和接种所用的设备及软件。

（2）应与服务单位确认具体的接种人数，制订分时段接种方案，提前通知受种者或其监护人接种工作安排，避免受种人员过于集中。

（3）参加流动预防接种的工作人员应做好个人防护，按工作规范要求开展安全接种工作。同时，须遵循当地疫情防控规定。

（4）流动预防接种工作完成后，应将产生的医疗废物用双层垃圾袋包装并扎紧封口后带回集中处理，严格按照相关规定规范处置接种现场产生的所有一次性防护用品及医疗废物。

第三部分
疫苗相关知识

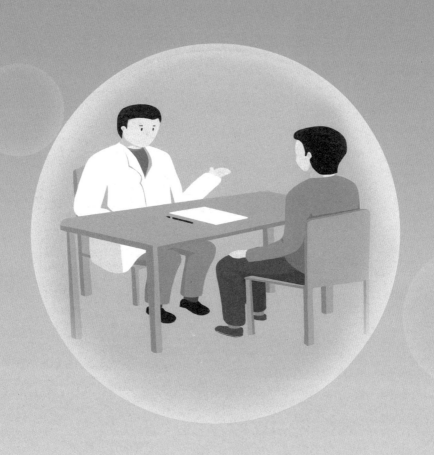

1. 新生儿为什么要接种卡介苗?

卡介苗是预防婴幼儿结核病的疫苗。由于新生儿对结核分枝杆菌没有免疫力且抵抗力较弱,一旦感染结核分枝杆菌极易发生结核性脑膜炎、粟粒性肺结核等重症结核病,病死率极高。因此,新生儿在出生后应及时接种卡介苗,尽早获得对结核分枝杆菌的抵抗力,降低感染风险,从而达到预防结核病的目的。

2. 接种过卡介苗就不会得结核病了吗?

出生后及时接种卡介苗可使绝大部分婴幼儿产生对抗结核分枝杆菌的免疫力,但是并非所有人都能免疫成功。而且接种卡介苗产生的保护力也会随着时间的推移而减弱,因此卡介苗预防成人结核病的效果相对较差,接种卡介苗后并不能绝对保证不被结核分枝杆菌感染。

3. 卡介苗需要补种吗?

　　《国家免疫规划疫苗儿童免疫程序及说明（2021年版）》规定，新生儿出生时应接种1剂次卡介苗。

　　大部分人接种卡介苗后会形成典型的瘢痕（卡痕），但卡痕并非是对结核分枝杆菌有抗体的标志。《国家免疫规划疫苗儿童免疫程序及说明（2021年版）》规定，已接种卡介苗的儿童即使卡痕未形成也不再予以补种。

- 出生时未接种卡介苗的<3月龄儿童可直接补种。

- 3月龄~3周岁儿童补种前应先做结核菌素试验，阴性者补种。

- ≥4周岁的儿童不再补种卡介苗。

4. 儿童接种完乙肝疫苗需不需要查抗体?

一般不建议儿童接种乙肝疫苗后检测抗体。但如果母亲乙肝表面抗原(hepatitis B surface antigen，HBsAg)阳性的儿童应在完成 3 剂次全程免疫后 1 ～ 2 个月进行 HBsAg 和乙肝表面抗体(hepatitis B surface antibody, HBsAb)检测，如 HBsAb ≥ 10 mIU/mL，说明机体对乙肝病毒感染具备了免疫力。

研究资料显示，接种乙肝疫苗产生的免疫力除体液免疫外，还有细胞免疫。检测抗体仅能了解是否产生体液免疫，细胞免疫尚无法检测。但大量研究已证实，大多数既往接种过乙肝疫苗的人即使 HBsAb<10 mIU/mL 或阴性，仍对乙肝病毒感染有免疫力。一旦受到乙肝病毒侵袭，机体免疫细胞会被唤醒，抗体也会再次起作用。

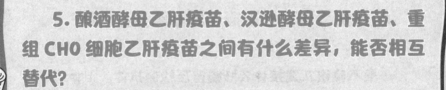

5. 酿酒酵母乙肝疫苗、汉逊酵母乙肝疫苗、重组 CHO 细胞乙肝疫苗之间有什么差异，能否相互替代？

这 3 种疫苗是分别利用酿酒酵母、汉逊酵母和中国仓鼠卵巢细胞（Chinese hamster ovary cell, CHO cell）作为载体表达乙肝表面抗原基因，再经纯化、灭活等工艺制备的乙肝疫苗。3 种疫苗均属于基因工程疫苗，除表达细胞和生产工艺略有区别外，安全性及接种效果均无差别。受种者可根据年龄、免疫史等进行选择。除 60μg 乙肝疫苗外，其他乙肝疫苗全程免疫均需完成 3 剂次接种，应尽可能使用同一企业同种疫苗完成接种，遇到无法使用同一企业的同种疫苗完成接种程序时，可使用不同企业的同种疫苗完成后续接种或补种。

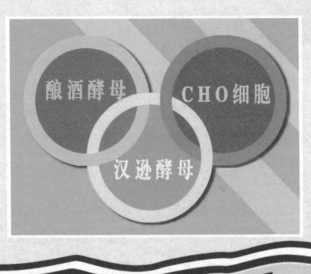

6. 乙肝病毒意外暴露者需要接种乙肝疫苗吗?

乙肝病毒意外暴露者通常是皮肤或黏膜接触 HBsAg 阳性或不详患者的血液、体液或被其污染的针头刺伤。意外暴露者如果已经接种过乙肝疫苗且 HBsAb ≥ 10 mIU/mL,无须再次接种乙肝疫苗。如果没有接种过乙肝疫苗,或虽接种过但 HBsAb< 10 mIU/mL 或 HBsAb 水平不详,应立即注射 200 ～ 400 IU 乙肝免疫球蛋白(hepatitis B immunoglobulin,HBIg),同时在不同部位接种 1 剂 20 μg 乙肝疫苗,1 个月和 6 个月后按程序完成第 2、3 剂疫苗接种。

7. 儿童按照免疫程序完成含破伤风类毒素成分疫苗接种,保护力能维持多长时间,成年后还需要接种破伤风疫苗吗?

儿童按照免疫程序完成百白破和白破疫苗接种,或连续完成 3 剂次破伤风疫苗全程免疫的人群,疫苗保护力可持续 5 ～ 10 年。建议每 10 年加强 1 剂次,如遇特殊情况也可 5 年加强 1 剂次。

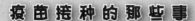

8. 接种了百白破疫苗后被钉子扎了还需要接种破伤风疫苗和破伤风免疫球蛋白吗?

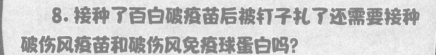

外伤后是否需要接种破伤风疫苗和破伤风免疫球蛋白,需要根据伤者免疫史和伤口清洁情况综合判定(表9)。

表9　外伤后是否需要接种破伤风疫苗和
破伤风免疫球蛋白情况判定

含破伤风类毒素疫苗免疫史	最后1剂接种至受伤时间	伤口情况	是否需要接种破伤风疫苗	是否需要使用破伤风免疫球蛋白(破伤风抗毒素)
有全程免疫史	<5年	所有伤口	否	否
	5~10年	清洁伤口	否	否
		污染伤口	是	否
	>10年	所有伤口	是	否
无免疫史或免疫史不详		清洁伤口	是	否
无免疫史或免疫史不详		污染伤口	是	是

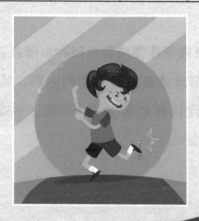

9. 接种了 1 剂次 EV71 疫苗后得了手足口病，还需要接种第 2 剂次吗？

手足口病可由多种肠道病毒引起。但流行病学资料显示，肠道病毒 71 型（enterovirus type 71，EV71）中的 C4a 亚型是引起中国重症手足口病和手足口病死亡的绝对优势亚型。儿童接种了 1 剂 EV71 疫苗后偶合发病不一定是由 EV71 病毒引起的。因此，继续接种疫苗完成全程免疫还是可以预防 EV71 感染引起的手足口病。

10. 如何选择 HPV 疫苗?

相关流行病学资料显示，中国内地 84.5% 的宫颈癌发生与人乳头瘤病毒（human papilloma virus，HPV）16、18 型相关，二价、四价和九价的 HPV 疫苗均可预防 HPV16、18 型引起的宫颈癌。世界卫生组织将 9 ~ 14 岁女孩作为 HPV 疫苗接种的首要推荐人群，提倡尽早接种。相对四价和九价疫苗价格昂贵、供应不足的情况，二价疫苗对预防宫颈癌具有更高的性价比。

11. 接种四价 HPV 疫苗后还可以接种九价 HPV 疫苗吗?

完成四价人乳头瘤病毒(human papilloma virus,HPV)疫苗全程免疫的受种者,可在至少间隔 12 个月后接种九价 HPV 疫苗,但需要接种 3 剂次。国外研究结果显示,接种四价 HPV 疫苗后再接种九价 HPV 疫苗是安全的,之前接种的四价 HPV 疫苗也不会影响后续九价 HPV 疫苗的接种效果。

12. 接种 HPV 疫苗应特别注意哪些问题?

(1)妊娠期间应避免接种 HPV 疫苗。若女性已经或准备妊娠,建议推迟或中断接种程序,妊娠期结束后再进行接种。

(2)哺乳期妇女应谨慎接种 HPV 疫苗。

(3)接种 HPV 疫苗不能取代常规宫颈癌筛查。女性即使接种了 HPV 疫苗也要定期做宫颈癌筛查。

(4)接种 HPV 疫苗前无须进行 HPV 筛查。

(5)不同种类、不同厂家的 HPV 疫苗不建议互换使用。

(6)接种 HPV 疫苗前 3 个月内避免使用免疫球蛋白或血液制品。

13. 水痘疫苗和带状疱疹疫苗有什么区别?

水痘疫苗和带状疱疹疫苗是2种不同的疫苗,预防的疾病也不同。由于儿童期感染水痘－带状疱疹病毒临床表现多为水痘,故建议儿童接种水痘疫苗。目前尚无证据显示水痘疫苗能够预防带状疱疹的发生。既往感染的水痘－带状疱疹病毒会潜伏在机体内,待免疫力下降时发生带状疱疹。因此,带状疱疹常发生在年龄较大且免疫力较低的人群,故建议中老年人接种带状疱疹疫苗。带状疱疹疫苗仅适用于50岁及以上的人群,只能预防带状疱疹,不适用于预防水痘。

14. 患过带状疱疹后还需要接种带状疱疹疫苗吗?

带状疱疹并非终身免疫。年龄增大、抵抗力下降等多种因素都可导致带状疱疹复发,其复发率为1%～6%。有数据显示,接种带状疱疹疫苗在有带状疱疹病史的人群中免疫效果良好,带状疱疹病史不会影响带状疱疹疫苗的接种效果。因此,患过带状疱疹的人群有必要接种带状疱疹疫苗。

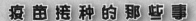

15. 为什么流感疫苗需要每年接种?

由于流感病毒亚型多且变异快,不同年份流感疫苗针对的流感病毒株都会有变化,因此每个流感流行季前均需要接种流感疫苗,这样才能获得免疫保护。此外,流感疫苗的保护性抗体在接种后 6 ~ 8 个月开始衰减。即使前一流行季已接种流感疫苗,下一流行季抗体也有所衰减,故建议在当年流感流行季节来临前再次接种。

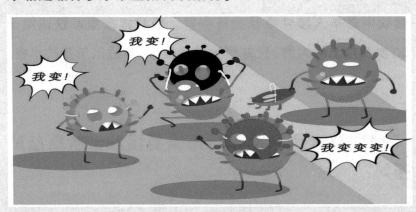

16. 流感疫苗接种的重点人群有哪些?

《中国流感疫苗预防接种技术指南（2021—2022）》建议，流感疫苗接种的重点人群包括医务人员，大型活动参加人员和保障人员，养老机构、长期护理机构、福利院等人群聚集场所脆弱人群及员工，托幼机构、中小学校的教师和学生，监所机构的在押人员及工作人员，60 岁及以上的居家老年人，6 月龄～ 5 周岁儿童，慢性病患者，患有免疫抑制疾病或免疫功能低下者，6 月龄以下婴儿的家庭成员和看护人员，以及孕妇或准备在流感季节怀孕的女性，等等。

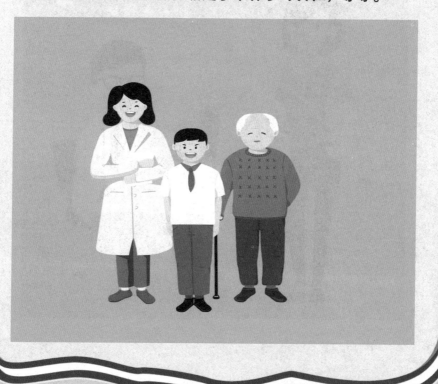

17. 接种狂犬病疫苗多久后可以接种其他疫苗？

　　狂犬病疫苗是灭活疫苗，灭活疫苗与其他疫苗同时接种并不会产生免疫干扰，也不会增加不良反应的发生，因此，接种狂犬病疫苗期间可以按照免疫程序完成其他疫苗的接种。如受种者仍有疑虑，不愿同时接种多种疫苗，考虑到狂犬病的致死性，建议优先接种狂犬病疫苗。

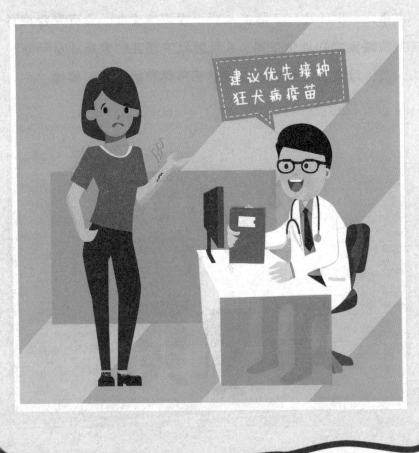

18. 妊娠妇女意外接种含风疹成分减毒活疫苗是否需要终止妊娠?

含风疹成分减毒活疫苗在理论上有向胎儿传播风疹病毒的危险，原则上妊娠期妇女应避免接种。育龄妇女接种含风疹成分减毒活疫苗后应至少在3个月内避免怀孕。但是世界卫生组织认为，妊娠期妇女如不慎接种含风疹成分减毒活疫苗，也无须终止妊娠。目前尚未发现和证实接种含风疹成分减毒活疫苗会导致胎儿致畸危险性增高。

19. 接种疫苗后多久才能产生抗体?

接种疫苗后产生抗体的时间长短受到疫苗种类、接种剂次、接种途径以及受种者健康状况等多种因素影响。一般来说，第1次接种需要1～4周才能产生抗体；再次接种后只需要1周左右就能产生抗体，并且产生的抗体滴度较高，持续时间长。因此，在预防流感等季节性传染病时，建议在该病的流行季节前1个月完成预防接种。

20. 什么是疫苗抗体监测?

疫苗抗体监测是指通过检测受种者体内是否存在相关抗体，判断疫苗接种是否成功、机体是否具备了抵御相关传染病的免疫力。疫苗抗体监测可以是针对个人的，关注的是受种者个体的免疫效果，判断其感染传染病的风险；也可以是针对群体的，了解人群是否建立足够的免疫屏障。各省每年均会对健康人群开展部分疫苗的抗体监测，以了解不同年龄段人群疫苗可预防传染病抗体水平。除此监测外不建议受种者个体进行抗体检测。

21. 为什么儿童接种疫苗后不需要进行抗体检测?

由于疫苗接种后抗体的产生受多种因素影响，任何疫苗都无法保证接种后 100% 免疫成功。但是即使个别儿童未能免疫成功，也可以通过接种疫苗在人群中建立的免疫屏障保护儿童不感染相关疾病。因此，国际通行的办法是接种国家批准上市的疫苗后，一般不建议进行抗体检测。

22. 接种疫苗的禁忌证有哪些?

接种疫苗的禁忌证是指可能使疫苗接种后发生严重不良反应的风险增高的疾病或特殊健康状态。存在禁忌证时不能或暂不能接种相应疫苗。禁忌证可分为一般禁忌证和特殊禁忌证。

一般禁忌证	对各类疫苗接种都属于禁忌,如:
	1.对疫苗所含任何成分严重过敏;
	2.急性或严重慢性疾病;
	3.尚未控制的癫痫等神经系统疾病。
特殊禁忌证	不同的疫苗有不同的禁忌证,如:
	1.妊娠期不能接种减毒活疫苗;
	2.注射免疫球蛋白的儿童至少间隔3个月才能接种含麻疹成分的减毒活疫苗、乙脑减毒活疫苗、甲肝减毒活疫苗。

23. 接种疫苗前如何发现接种禁忌证?

　　为防止严重不良反应的发生,接种医生应做好疫苗接种前的预检工作。通过健康体检和询问,可以发现受种者的禁忌证。受种者或其监护人应向接种医生说明受种者健康状态和既往病史等,有助于医生判断接种禁忌证。

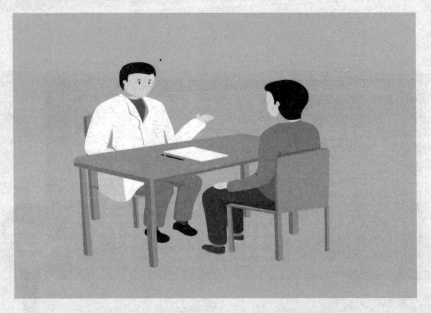

24. 多种疫苗同时接种安全吗?

世界卫生组织在《关于免疫和疫苗安全的问答》中曾提到"同时接种几种疫苗不会对儿童的免疫系统带来不良影响"。国内外大量研究也显示,多种疫苗同时接种不会产生免疫干扰,不会降低免疫应答,也不会增加不良反应发生率。

《国家免疫规划疫苗儿童免疫程序及说明(2021年版)》规定:现阶段的国家免疫规划疫苗均可按照免疫程序或补种原则同时接种;两种及以上注射类疫苗同时接种时应在不同部位接种,严禁将两种或多种疫苗混合吸入同一支注射器内接种。

第四部分
特殊健康状况下预防接种

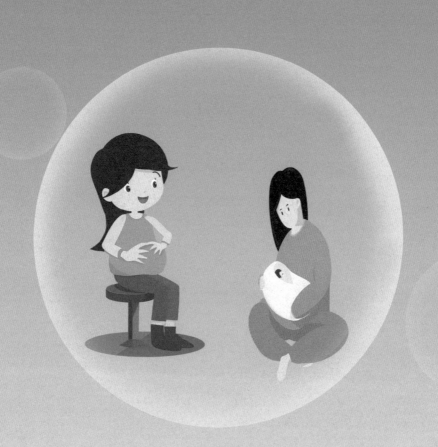

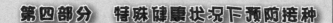

1. 什么是特殊健康状况?

特殊健康状况一般是指人处于特殊生理（如哺乳、妊娠等）或病理（如患病或疾病恢复期等）等情况。

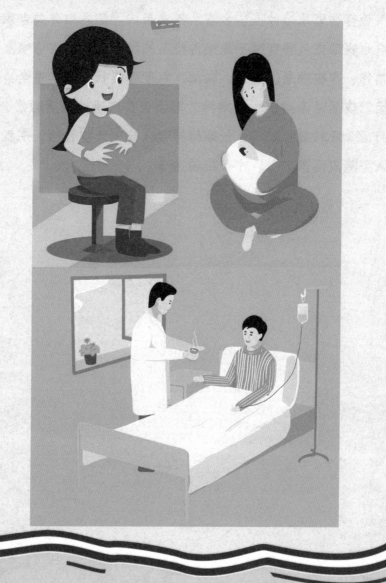

2. 支气管哮喘患儿可以接种疫苗吗?

由于支气管哮喘患儿易患感染性疾病，目前，在有关支气管哮喘患儿接种流感疫苗、肺炎疫苗的研究中，未发现支气管哮喘患儿接种疫苗会增加不良反应。国内的有关专家共识也表示支气管哮喘不是接种疫苗的禁忌证，但在哮喘急性发作，存在喘息、咳嗽、胸闷、气促等症状，尤其是全身使用糖皮质激素时应暂缓接种，停止全身应用糖皮质激素1个月后，同时症状缓解（长期维持吸入哮喘药物包括低剂量吸入型糖皮质激素），才可接种疫苗。

3. 早产儿可以接种疫苗吗?

　　早产儿一般是指出生时胎龄未满 37 周的新生儿。早产儿的免疫系统发育不成熟,对感染的抵抗力较足月儿弱,但早产儿对乙肝疫苗、卡介苗等疫苗的安全性、耐受性以及免疫应答效果与足月儿差异无统计学意义。因此,早产儿只要生命体征平稳就可以接种乙肝疫苗、卡介苗等疫苗。

　　早产儿接种的特殊情况:①胎龄小于或等于 31 孕周,医学评估稳定后出院前可接种卡介苗;②危重早产儿应在生命体征平稳后尽早接种第 1 剂乙肝疫苗。

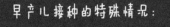

早产儿接种的特殊情况:

1. 胎龄小于或等于31孕周,医学评估稳定后出院前可接种卡介苗;

2. 危重早产儿应在生命体征平稳后尽早接种第1剂乙肝疫苗。

4. 对鸡蛋过敏的儿童可以接种疫苗吗?

对鸡蛋过敏的儿童目前除黄热病疫苗禁忌接种外,可以按免疫程序接种其他疫苗,但对蛋类存在严重过敏史的儿童,应在医疗机构的监护下接种。

5. 患湿疹的儿童可以接种疫苗吗?

湿疹是由多种内、外因素引起的真皮浅层及表皮炎症,目前其发病机制尚不明确,同时湿疹多在婴儿期发生。国外关于湿疹与疫苗接种的研究显示,接种疫苗后不会加重湿疹疾病症状。世界卫生组织在《扩大的免疫规划疫苗所用疫苗的禁忌证》中将湿疹作为接种疫苗的假禁忌证。国内关于湿疹与疫苗接种的专家共识表示,湿疹患儿可以接种各类疫苗,但需要避开湿疹部位。

6. 先天性心脏病患儿可以接种疫苗吗?

　　先天性心脏病是胎儿期心脏及大血管发育异常所致的心脏先天畸形疾病，是最常见的出生缺陷。先天性心脏病患儿较健康儿童更易患感染性疾病。国内研究资料显示，先天性心脏病患儿预防接种安全、有效，接种疫苗不会加重病情，也不会影响心脏功能。国内关于先天性心脏病患儿疫苗接种的专家共识建议，先天性心脏病患儿在以下 3 种情况下可以接种疫苗：①生长发育良好，心功能正常，无临床症状；②介入治疗术后，复查心功能无异常；③患儿外科术后 3 个月，复查心功能无异常。

7. 有热性惊厥史的儿童可以接种疫苗吗?

目前对热性惊厥全国尚无统一定义,国内有专家共识将热性惊厥定义为:一次热程中(肛温 ≥ 38.5 ℃,腋温 ≥ 38 ℃)出现的惊厥发作,无中枢神经系统感染证据及导致惊厥的其他原因,既往也无热惊厥史。热性惊厥是一种常见的儿童期惊厥,接种某些疫苗会使发生热性惊厥的风险增加。

国内关于热性惊厥与儿童预防接种的专家共识表示,对于单纯性热性惊厥者,或非频繁性发作的热性惊厥者,既往没有惊厥持续状态等情况,在本次发热性疾病痊愈后,可按免疫程序接种各类疫苗,建议每次接种1剂次。

8. 癫痫病患儿可以接种疫苗吗?

　　癫痫是一种慢性反复发作性短暂脑功能失调综合征，是以脑神经元异常放电引起反复痫性发作为特征的脑部疾病。接种疫苗有助于预防发生感染性疾病，防止进一步加重脑损伤。目前，大部分疫苗说明书将未控制的癫痫作为接种禁忌。国内关于癫痫与儿童预防接种的专家共识表示，6个月及以上未发作的癫痫患儿（癫痫已控制），无论是否服用抗癫痫药物，都可以接种所有疫苗。有癫痫家族史者也可以接种疫苗。

9. 脑瘫患儿可以接种疫苗吗?

　　脑瘫是一组持续存在的中枢性运动和姿势发育障碍、活动受限的症候群，这种症候群多是由胎儿或婴幼儿在发育过程中脑部非进行性损伤所致。有研究显示，接种疫苗带来的免疫保护会使脑瘫患儿获益更多，可以减少疫苗可预防疾病的发生，改善患儿生活质量，延长患儿生存时间。国内关于脑瘫与儿童预防接种的专家共识表示，脑瘫患儿可以接免疫程序接种疫苗。

10. 新生儿颅内出血患儿可以接种疫苗吗？

　　新生儿颅内出血是新生儿期常见的严重疾病，危害新生儿的身体健康和脑发育，严重者常有神经系统后遗症。新生儿颅内出血患儿以早产儿居多，但早产儿机体免疫功能大多不成熟，并发感染后可能导致病情进一步恶化，从这一角度来看，预防接种有一定重要性。国内关于新生儿颅内出血与儿童预防接种专家共识表示，新生儿时期的单纯室管膜下生发基质出血或伴极少量脑室内出血（Ⅰ级）、出血进入脑室内不伴脑室扩张的脑室周围－脑室内出血（Ⅱ级）及蛛网膜下腔出血、硬膜下出血，如出血控制，患儿生命体征稳定，应及时接种乙肝疫苗和卡介苗。

11. 婴儿黄疸患儿可以接种疫苗吗?

婴儿黄疸是婴儿期最常见的临床症状,主要是由胆红素在体内积聚而引起的皮肤、黏膜或其他器官黄染。有研究显示,无合并症的婴儿黄疸患儿应接种疫苗,否则可能遭受疫苗可预防疾病的侵袭,增加治疗原发疾病的难度,使病情加重,甚至危及生命。国内关于婴儿黄疸与儿童预防接种专家共识表示,生理性黄疸、母乳性黄疸患儿身体健康状况良好时,可按免疫程序接种疫苗。病理性黄疸患儿生命体征平稳时,可正常接种乙肝疫苗,其他疫苗暂缓接种。

12. 患感染性疾病的儿童可以接种疫苗吗?

感染性疾病是由于细菌、病毒、支原体等病原微生物感染引起的呼吸系统、消化系统、神经系统、泌尿系统等各系统病变。儿童时期常见的感染性疾病有急性上呼吸道感染、中耳炎、鼻窦炎、肺炎、急性胃肠炎、泌尿道感染等。患感染性疾病的儿童是否能接种疫苗,取决于病因和疾病的严重程度。国内关于感染性疾病与儿童预防接种专家共识表示,患急性感染性疾病的患儿痊愈后可接种各类疫苗;患轻症急性感染性疾病的患儿热退后可接种疫苗;患急性感染性腹泻的患儿暂缓接种口服减毒活疫苗;患中度和重度急性感染性疾病的患儿,待疾病完全恢复后可以接种疫苗。

13. 对某些食物过敏的儿童可以接种疫苗吗?

食物过敏是指机体通过食入、皮肤接触或吸入某种食物蛋白引起特异性的免疫反应,从而导致机体过敏性炎症的一组疾病。国内关于食物过敏与儿童预防接种专家共识表示,对某些食物过敏的儿童可以按免疫程序正常接种;有蛋类严重全身过敏反应史的儿童,应在医疗机构监护下接种流感疫苗。食物过敏的急性反应期(如并发哮喘、荨麻疹等)或接种部位皮肤异常(湿疹、特应性皮炎等),应暂缓接种。

14. 肛周脓肿患儿可以接种疫苗吗？

肛周脓肿是指肛门直肠周围软组织感染所形成的化脓性疾病，多由细菌感染引起，病情易反复。该病常见于小月龄婴儿，尤其是满月前后的新生儿，绝大多数患儿为男性，女性患儿罕见。国内外相关流行病学资料显示，肛周脓肿是接种口服脊髓灰质炎减毒活疫苗后发生疫苗相关麻痹型脊髓灰质炎的高危因素之一。国内关于肛周脓肿与儿童预防接种专家共识表示，肛周脓肿患儿按免疫程序接种，脊髓灰质炎疫苗基础免疫使用灭活疫苗，痊愈后加强免疫可接种灭活疫苗或减毒活疫苗。

15. 患有自身免疫病的儿童可以接种疫苗吗?

自身免疫病是因免疫自身稳定被打破而引起的疾病状态。儿童常见的自身免疫病包括系统性红斑狼疮、幼年特发性关节炎、干燥综合征、多发性硬化症、类风湿关节炎、重症肌无力等。感染是导致自身免疫病患者死亡的重要原因。有研究显示,自身免疫病患者感染的风险高,且更严重。国内关于自身免疫病与儿童预防接种专家共识表示,自身免疫病缓解期的患儿可接种灭活疫苗,在使用激素、免疫抑制剂或靶向生物制剂治疗期间,应暂缓接种减毒活疫苗。

16. 贫血患儿可以接种疫苗吗?

贫血是指外周血中单位容积内血红蛋白量、红细胞数或红细胞比容低于正常。根据外周血血红蛋白量,将贫血分为轻、中、重、极重4度。重度、极重度贫血患儿由于血红蛋白不足,携氧能力下降,生长发育和免疫功能受影响,发生感染的危险性较高。有研究证实,轻度、中度贫血患儿接种疫苗后的抗体阳转率和安全性与正常儿童无异。国内关于贫血与儿童预防接种专家共识表示,轻度、中度缺铁性贫血不伴有其他症状的患儿和轻度、中度贫血且无急性溶血表现的患儿可以接种疫苗,其他情况暂缓接种或经专科评估后决定是否接种疫苗。

17. 正在接受免疫抑制剂治疗的儿童可以接种疫苗吗?

免疫抑制剂是对机体的免疫反应具有抑制作用的药物,抑制免疫反应相关细胞(T 淋巴细胞、B 淋巴细胞、巨噬细胞等)的增殖和功能,临床上主要用于自身免疫性或炎症性疾病、器官移植后排异反应和严重过敏反应。接受免疫抑制剂治疗的儿童更容易发生感染性疾病,因此有必要接种疫苗。然而,接受免疫抑制剂治疗的儿童是否可以接种疫苗,取决于两方面因素:①接种疫苗后是否可产生有效的免疫应答,发挥保护作用;②是否发生不良反应。国内关于免疫抑制剂与儿童预防接种专家共识表示,以下 3 种情况可以接种疫苗:①正在接受免疫抑制剂治疗的患者可以接种灭活疫苗并无须中断免疫抑制剂治疗;但接受利妥昔单抗治疗的患者,应该在末次剂量 5 个月后进行接种。②对于孕晚期免疫抑制剂暴露的婴儿,按预防接种程序接种灭活疫苗、麻腮风三联疫苗和水痘疫苗。③对于母亲接受免疫抑制剂治疗的母乳喂养婴儿,可接种各类疫苗,无须延迟。减毒活疫苗需要暂缓接种。

18. 正在接受白血病化疗的儿童可以接种疫苗吗?

　　白血病是一类造血干细胞恶性克隆性疾病,临床可见不同程度的贫血、出血、感染发热,以及肝、脾、淋巴结肿大和骨骼疼痛。白血病患儿因疾病本身和(或)需要接受化疗、放疗,可导致免疫功能受损,体内缺乏对某些感染性疾病的保护性抗体,感染多种病原微生物的风险显著增高,部分患儿甚至死于严重感染。白血病化疗期间暂缓接种所有疫苗,化疗结束6个月后可接种灭活疫苗。国内关于白血病化疗与儿童预防接种专家共识表示,化疗结束12个月后经过免疫功能评估,可考虑接种减毒活疫苗。

19. 肝病患儿可以接种疫苗吗?

　　肝病是指不同病因引起的肝脏形态结构的破坏和肝功能的异常。国内关于肝病与儿童预防接种专家共识表示,慢性肝病轻、中度肝功能异常、胆红素升高患者可以接种各类疫苗;肝硬化患者禁忌接种减毒活疫苗,可以接种灭活疫苗;急性肝功能异常、肝病有出血倾向或肝功能衰竭患者暂缓接种各类疫苗。

20. 静脉注射了免疫球蛋白的儿童可以接种疫苗吗?

免疫球蛋白是从健康人血液中提取的一种以 IgG 为主要成分的药物，具有抗体活性。免疫球蛋白使用者是否可以接种疫苗，主要与免疫球蛋白是否含有该疫苗所预防病原的抗体，以及免疫球蛋白的剂量和半衰期有关。目前对于免疫球蛋白的使用对含麻疹成分疫苗接种的影响研究较多。国内关于静脉注射免疫球蛋白与儿童预防接种专家共识表示，除含麻疹成分疫苗以外的其他疫苗均可以接种，含麻疹成分疫苗的接种推迟至接受大剂量静脉注射免疫球蛋白的 8 ~ 9 个月后。

21. 巨细胞病毒感染患儿可以接种疫苗吗?

巨细胞病毒感染由人巨细胞病毒引起。巨细胞病毒感染按有无临床症状可分为无症状性感染和有症状性感染。国内关于巨细胞病毒感染与儿童预防接种专家共识表示，感染巨细胞病毒无临床症状者以及有后遗症但无巨细胞病毒复制者可以接种疫苗。

22. 甲亢患儿可以接种疫苗吗?

甲状腺功能亢进症（简称"甲亢"）是指由于甲状腺合成、释放过多的甲状腺激素，造成机体代谢亢进和交感神经兴奋，引起心悸、出汗、进食及便次增多、体重减少的病症。国内关于甲状腺疾病与儿童预防接种专家建议：①甲亢未控制的患者，建议不宜接种疫苗，待甲状腺功能控制平稳后再接种；②服用抗甲状腺药物甲巯咪唑、丙硫氧嘧啶等不作为疫苗接种的禁忌，但抗甲状腺药物的不良反应最常发生在用药后的前3个月，如果没有药物的不良反应发生，甲亢控制了再接种。

23. 甲减患儿可以接种疫苗吗?

甲状腺功能低下症（简称"甲减"）是指甲状腺素分泌缺乏或不足而出现的综合征。国内关于甲状腺疾病与儿童预防接种专家建议：甲减未控制的患者，应暂缓接种；甲减服用左甲状腺素（如优甲乐）甲状腺功能正常患者，可以接种。

24.HIV 感染母亲所生儿童可以接种疫苗吗?

　　人类免疫缺陷病毒（human immunodeficiency virus,HIV）感染母亲所生儿童的 HIV 感染状况分为 3 种：① HIV 感染儿童；② HIV 感染不详儿童；③ HIV 未感染儿童。由医疗机构出具儿童是否为 HIV 感染、是否出现症状或是否有免疫抑制的诊断。HIV 感染母亲所生小于 18 月龄的婴儿在接种前不必进行 HIV 抗体筛查，按 HIV 感染状况不详儿童进行接种。HIV 感染母亲所生儿童接种疫苗情形见表 10。

表 10　HIV 感染母亲所生儿童接种疫苗情形

疫苗	HIV 感染儿童		HIV 感染状况不详儿童		HIV 未感染儿童
	有症状或有免疫抑制	无症状和无免疫抑制	有症状或有免疫抑制	无症状	
乙肝疫苗	√	√	√	√	√
卡介苗	×	×	暂缓接种	暂缓接种	√
脊髓灰质炎灭活疫苗	√	√	√	√	√
脊髓灰质炎减毒活疫苗	×	×	×	×	√
百白破疫苗	√	√	√	√	√
白破疫苗	√	√	√	√	√
麻风疫苗	×	√	×	√	√
麻腮风疫苗	×	√	×	√	√
乙脑灭活疫苗	√	√	√	√	√
乙脑减毒活疫苗	×	×	×	×	√
A 群流脑多糖疫苗	√	√	√	√	√
A 群 C 群流脑多糖疫苗	√	√	√	√	√
甲肝减毒活疫苗	×	×	×	×	√
甲肝灭活疫苗	√	√	√	√	√

注：暂缓接种即确认儿童 HIV 抗体阴性补种，确认儿童 HIV 抗体阳性不予接种；"√"表示"无特殊禁忌"，"×"表示"禁止接种"。

25. 妊娠期、哺乳期、月经期妇女可以接种疫苗吗?

部分疫苗理论上可能影响胎儿生长发育（或尚无数据评估对妊娠期母亲和胎儿的影响），妊娠期妇女应尽量避免接种此类疫苗，如含风疹成分疫苗、水痘疫苗等减毒活疫苗、HPV疫苗。但妊娠期在某些特殊情况下也需要权衡利弊决定是否接种某些疫苗，如孕妇被犬咬伤，就应立即注射狂犬病疫苗。哺乳期、月经期不是HPV疫苗和流感疫苗的禁忌证，如无其他接种禁忌，可以接种。

26. 患有癌症的儿童可以接种疫苗吗?

一般所说的"癌症"泛指所有恶性肿瘤，医学界其病因尚未完全了解。目前，国内极少开展癌症患者的有关疫苗接种试验，缺乏癌症患者疫苗接种推荐指南，也没有相关的专家共识。虽然美国的《疫苗接种推荐指南》上推荐癌症患者接种百白破疫苗、b型流感嗜血杆菌结合疫苗等，但也没有患癌症人群接种这些疫苗的临床研究结果，无证据表明其安全性和免疫原性。综上所述，建议对于患有癌症的儿童，应根据疾病、治疗和所要预防疾病的危险性进行严格评估来明确免疫抑制的情况，以确定是否需要接种以及能否接种疫苗。

27. 儿童实体器官移植受者应该如何接种疫苗?

实体器官移植是目前治疗终末期实质性器官衰竭最为有效的手段。由于实体器官移植受者比一般人群对疫苗可预防传染病更加易感，且感染后带来的后果更严重，特别是水痘和带状疱疹发病率比一般人群显著增加。国内关于实体器官移植与儿童疫苗接种专家共识建议：实体器官移植受者在移植手术前若无接种禁忌证应尽可能多接种各类疫苗（含减毒活疫苗），特别是水痘疫苗，灭活疫苗建议移植手术前2周及以上接种，减毒活疫苗建议移植手术前4周及以上接种。在移植手术后，若无其他接种禁忌证，1个月后即可接种灭活流感疫苗，6个月后可接种各类灭活疫苗。在移植手术后禁忌接种除水痘疫苗外（经专科评估决定可否接种）的其他减毒活疫苗。

28. 患有蚕豆病的儿童可以接种疫苗吗?

蚕豆病是葡萄糖 –6– 磷酸脱氢酶缺乏症的一个类型，表现为进食蚕豆后引起溶血性贫血。考虑到本病的贫血程度和症状大多很严重，发病期间不建议接种疫苗。目前国内无蚕豆病儿童的疫苗接种专家共识。鉴于目前尚无疫苗说明书将此病列入接种禁忌证，同时，由于蚕豆病只是一种酶缺乏症，建议患过蚕豆病的儿童，只要没有发病，身体状况正常，在无其他禁忌证的情况下，可以接种疫苗。

29. 患有川崎病的儿童可以接种疫苗吗?

川崎病是一种以全身血管炎为主要病变的急性发热出疹性儿童疾病，目前医学界对其发病机制尚不完全清楚，临床多表现为发热、皮疹、颈部非脓性淋巴结肿大、眼结合膜充血、口腔黏膜弥漫充血、杨梅舌、掌跖红斑、手足硬性水肿等。目前国内无川崎病儿童的疫苗接种专家共识，考虑到丙种球蛋白是川崎病临床上常规治疗的药物，建议接受丙种球蛋白治疗痊愈的儿童，痊愈 11 个月后再接种减毒类疫苗，其他疫苗痊愈 3 个月后再接种。

第五部分
预防接种后相关知识

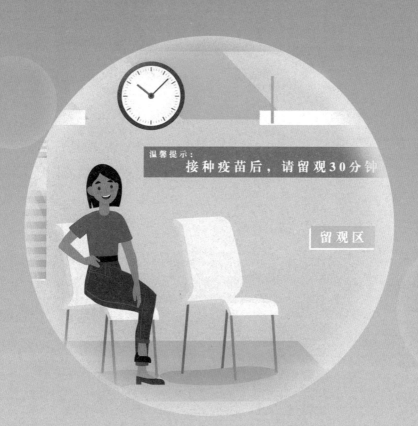

1. 什么是疑似预防接种异常反应?

疑似预防接种异常反应（adverse event following immunization，AEFI）是指受种者在预防接种后发生的怀疑与预防接种有关的反应或事件。

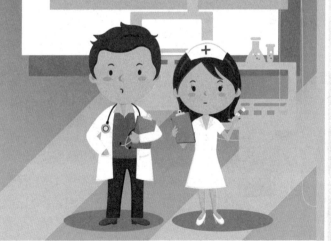

AEFI按发生原因分为5类:

1. 不良反应
   （包括一般反应和异常反应）

2. 疫苗质量事故

3. 接种事故

4. 偶合反应（症）

5. 心因性反应

2. 什么是预防接种不良反应?

　　预防接种不良反应是指合格的疫苗在实施规范接种后，发生的与预防接种目的无关或意外的反应，是由疫苗本身固有的特性引起的，也与受种者个体差异（如受种者健康状况、免疫功能状况、体质等）有关，包括一般反应和异常反应。

```
          预防接种不良反应
       ┌──────────┴──────────┐
```

一般反应：
　　由预防接种引起的一过性、轻微的机体反应，如接种部位红肿、硬结、疼痛等局部反应，发热、乏力等全身反应。

异常反应：
　　预防接种后造成受种者器官或功能损害的相关反应，非常罕见，如过敏性休克、喉水肿等。

3. 哪些情形不属于预防接种异常反应?

按照《中华人民共和国疫苗管理法》规定，下列情形不属于预防接种异常反应：

（1）因疫苗本身特性引起的接种后一般反应。

（2）因疫苗质量问题给受种者造成的损害。

（3）因接种单位违反预防接种工作规范、免疫程序、疫苗使用指导原则、接种方案给受种者造成的损害。

（4）受种者在接种时正处于某种疾病的潜伏期或者前驱期，接种后偶合发病。

（5）受种者有疫苗说明书规定的接种禁忌证，在接种前受种者或者其监护人未如实提供受种者的健康状况和接种禁忌证等情况，接种后受种者原有疾病急性复发或者病情加重。

（6）因心理因素发生的个体或者群体的心因性反应。

4. 接种疫苗后发生的偶合反应是怎么回事?

　　偶合反应是指受种者在接种疫苗时正好处在一个疾病的潜伏期或发病的前期,接种后巧合发病。也就是说,无论是否接种疫苗,偶合反应必定发生,偶合反应的发生与预防接种没有关系。当受种者存在某些基础疾病(病史未知或未主动告知接种医生),接种后疾病急性复发或加重,也属于偶合反应。疫苗接种后发生的偶合反应有时不能立即做出判断,需要及时报告,由疾病预防控制机构等部门组织调查以及预防接种异常反应调查诊断专家组做出判定。

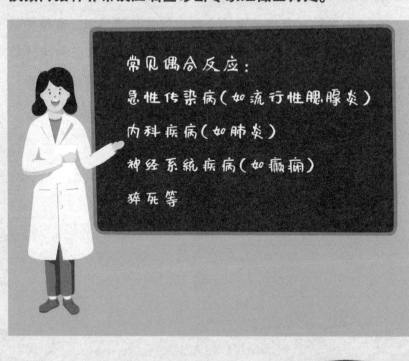

常见偶合反应:

急性传染病(如流行性腮腺炎)

内科疾病(如肺炎)

神经系统疾病(如癫痫)

猝死等

5. 为什么接种完疫苗后要留观 30 分钟？

接种疫苗后，有极少数人可能出现急性过敏反应、晕厥等情况，这些情况多发生在接种后 30 分钟内。如发生急性过敏反应时受种者仍在接种现场，医生可以及时采取救治措施。对于发生晕厥的受种者，如接种后立即离开现场，可能因晕厥造成意外伤害。虽然发生上述严重情况的概率非常低，但为了使急性过敏反应得到及时救治，以及减少意外伤害的发生，受种者在接种疫苗后需要在接种单位指定区域留观 30 分钟。

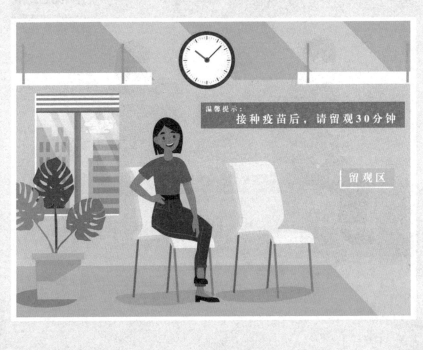

温馨提示：
接种疫苗后，请留观 30 分钟

留观区

6. 对受种者来说，接种疫苗有哪些注意事项?

受种者或其监护人在接种前要如实向接种医生报告受种者身体健康状况及疾病史、过敏史等。接种完成后要在接种现场留观 30 分钟。回家以后要注意保持接种部位皮肤的清洁，避免用手抓挠接种部位；注意观察身体状况，如发生 AEFI，要向接种单位报告，必要时及时就医。

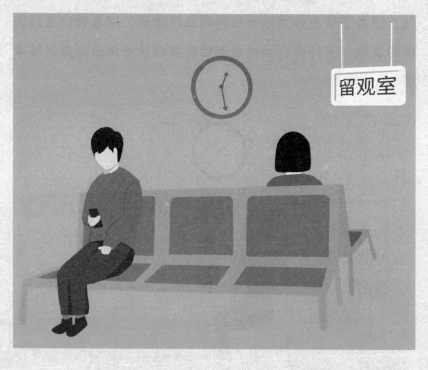

7. 接种疫苗有健康安全风险吗？

　　疫苗对于人体毕竟是一种异物，在诱导人体免疫系统产生对特定疾病保护力的同时，由于疫苗本身的生物学特性，以及受种者的个体差异，有少数人在接种后可能发生不良反应，主要是接种局部的红肿热痛、发热、头痛等轻微反应，不需要特殊处理，两三天内可自行缓解。极少数人会出现过敏性皮疹、血管性水肿等异常反应。严重异常反应极其罕见，发生概率在百万分之一左右，如急性严重过敏性反应，经及时救治后无严重后果。

8. 接种疫苗后出现了不良反应，还能继续接种吗？

　　如果接种疫苗后只是出现轻微的、一过性的反应（如发热、头痛等），可以继续接种疫苗。如果接种某种疫苗后出现严重过敏反应或严重器官功能损害，且不能排除是疫苗引起的，不建议继续接种同类疫苗。如果明确知道严重不良反应是由疫苗中的某个成分引起的，不建议接种含有相同成分的其他疫苗。

9. 接种疫苗后有些儿童会出现发热、哭闹等情况，是疫苗引起的吗?

接种疫苗后，少数儿童会出现发热、乏力、食欲不振、哭闹等表现，这些症状可能与疫苗有关，也可能无关。判定接种后出现的身体不适与疫苗的关系，除了时间关联性外，还要排除其他原因（如感染、基础性疾病等）引起这些反应的可能，以及科学上是否支持接种疫苗可能导致这些反应。因此，身体不适是否由接种疫苗引起，不能仅凭时间上的关联性简单判断，而是需要进行严谨、科学的论证，只能由预防接种异常反应调查诊断专家组做出判定。

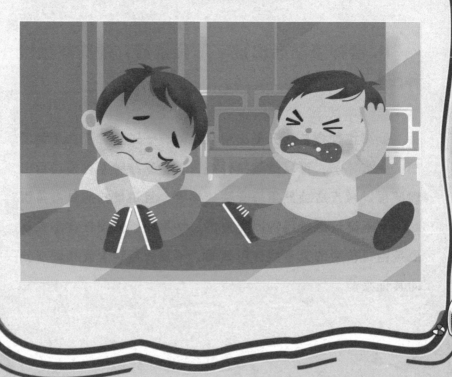

10. 接种疫苗后发生不良反应如何处理？

接种疫苗后，少数人会因疫苗本身的特性引起接种部位疼痛、红肿、硬结等局部反应，以及发热、乏力等全身反应，通常较轻微，是一过性的，两三天内可自行恢复。对于反应较重的个体可进行对症治疗，如局部处理或降温等。对接种现场留观期间出现的急性严重过敏性反应等严重情况，应立即组织抢救，及时治疗。对出现的其他严重疾病，应及时到规范的医疗机构就诊。

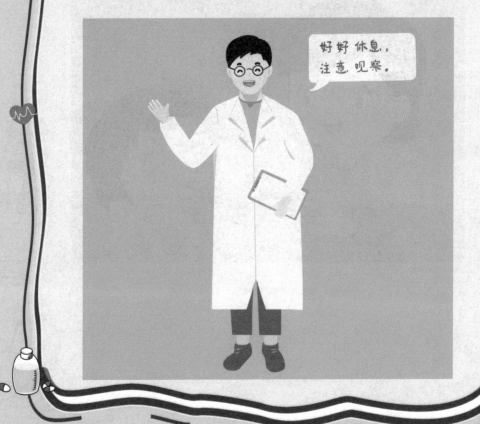

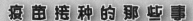
11. 接种疫苗后出现发热如何处理?

　　如果受种者接种疫苗后出现低热，但没有其他症状，只需要适当休息、多饮水即可，不需要特殊处理，一般 3 天内可自愈。如果发热温度较高，或持续时间超过 3 天，或伴有其他症状等，可咨询接种医生或到医院就诊，避免发生其他疾病的可能。

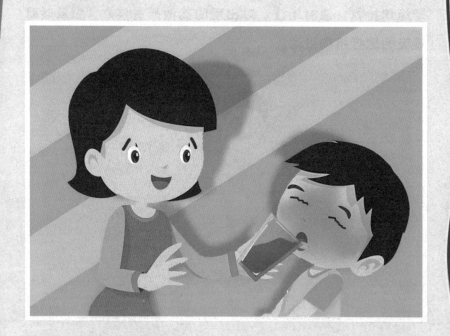

12. 接种疫苗后接种部位出现红肿、硬结怎么办？

对接种部位出现的红肿、硬结，如果排除了感染等其他因素，一般不需要特殊处理，保持接种部位干净，注意观察即可。对直径较大的红肿，可用干净毛巾包裹冰袋等冷敷；对直径较大的硬结，可用干净毛巾包裹热水袋等热敷。一般每天数次，每次 10 ～ 15 分钟。如红肿、硬结不消退或继续扩大，应及时咨询接种医生或到医院就诊。

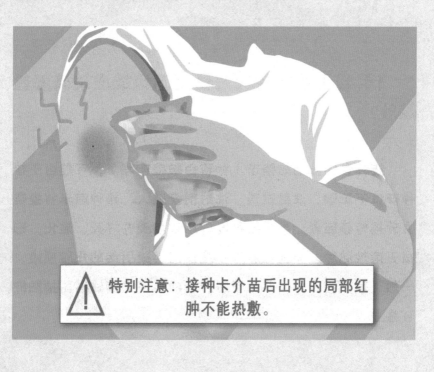

⚠ 特别注意：接种卡介苗后出现的局部红肿不能热敷。

13. 接种卡介苗后接种部位出现红肿、化脓是怎么回事?

一般在接种卡介苗后 2 ～ 3 周，接种部位会出现红肿浸润，随后化脓，形成小溃疡，多数在 8 ～ 12 周后结痂脱落形成卡痕，这是卡介苗特有的反应。需要特别注意的是，对接种卡介苗后出现的正常局部反应一般不需要处理，尤其对局部红肿千万不要热敷，对化脓部位不要切开排脓，注意保持局部清洁和干燥，不要抓挠，防止继发感染。

14. 接种疫苗后什么情况下可能出现无菌性脓肿?

接种含铝佐剂的疫苗（如百白破疫苗等），可能由于接种部位不正确、注射过浅、注射剂量过大、接种前未将疫苗充分摇匀等因素，导致接种局部组织发炎并坏死、液化，形成无菌性脓肿。无菌性脓肿不是注射污染引起的化脓感染，一般无须抗菌治疗，多数于脓肿形成后用无菌注射器抽脓即可痊愈。

15. 接种疫苗过程中出现晕厥如何处理?

　　在接种疫苗过程中,如果出现受种者晕厥的情况,应保持环境安静和空气新鲜,让受种者平卧,将其头部放低、下肢抬高,同时松解衣扣,注意保暖。轻者可让其喝热水或热糖水,短时间内即可恢复。经上述处置不见好转的,可按过敏性休克处理,在 3～5 分钟仍不见好转者,应立即送医院急诊科或附近的医疗机构诊治。

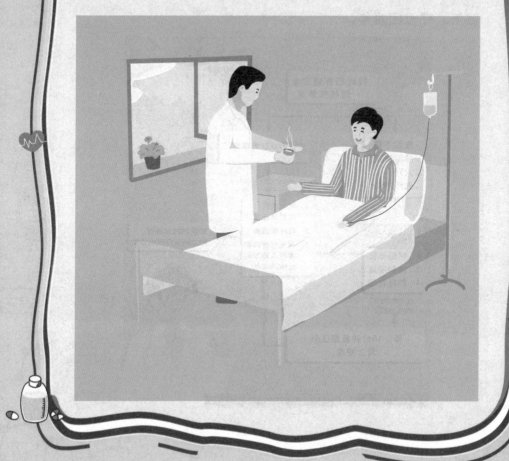

16. 接种疫苗过程中出现过敏性休克如何处理?

处理过敏性休克的关键是保持呼吸道通畅和有效血液循环。接种疫苗后一旦怀疑发生了过敏性休克，应立即肌内注射肾上腺素进行急救，具体处置步骤可参考下图流程。过敏性休克的主要症状：①快速起病，数分钟至1小时内起病；②皮肤黏膜潮红、瘙痒、荨麻疹、颜面肿胀等；③消化系统症状，如腹痛、恶心、呕吐等；④呼吸系统症状，如胸闷、憋气、呼吸困难等。

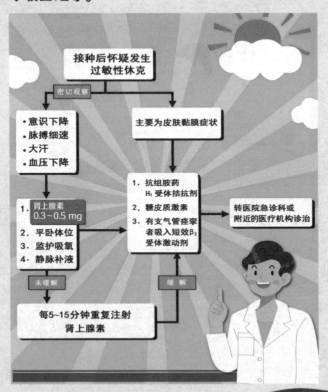

17. 接种疫苗后出现心因性反应如何处理？

对接种疫苗后出现心因性反应的受种者，应以正面疏导为主，消除其恐惧和顾虑心理。采用暗示疗法往往会收到很好的效果，如注射生理盐水和给维生素的同时结合心理暗示。也可用针刺穴位、电针治疗等物理治疗方法。必要时可辅以小剂量镇静剂。尽可能在门诊治疗，避免不必要的医疗行为刺激（如进行脑电图、头颅 CT 或核磁共振等检查），无须补液者避免输液。

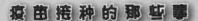
18. 受种者怀疑发生 AEFI 应向谁报告？后续如何处置？

怀疑发生 AEFI 的，受种者或其监护人可向接种单位或接种单位所在地的县级疾病预防控制中心报告。接到报告的单位应按照《全国 AEFI 监测方案》的要求，通过中国疾病预防控制信息系统进行网络直报。对需要调查的 AEFI，由县级疾病预防控制中心、市级以上卫生健康主管部门和药品监督管理部门等机构按各自职责组织开展调查、处理，各级预防接种异常反应调查诊断专家组做出调查诊断结论。对调查诊断结论有争议的，可向省、市级医学会申请鉴定。

19. 调查 AEFI 时应收集哪些资料?

调查 AEFI 时，需要收集临床资料、疫苗资料、预防接种资料和其他相关资料，这些资料来源于受种方、接种单位、疫苗生产企业、受种者就诊的医疗机构和医保部门等个人和单位，需要得到相关各方的配合和支持。

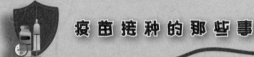

调查AEFI时应收集哪些资料

临床资料

■ 既往AEFI史、既往健康状况（如有无基础疾病等）、家族史、过敏史、暴露史、生活史等

■ 本次发病的主要症状和体征及有关的实验室检查结果、已采取的治疗措施和效果等

■ 死因不明者需要进行尸检

资料来源：
受种者或其监护人、就诊医疗机构、接种单位、医保部门等

疫苗资料

■ 疫苗种类、批号、有效期等信息

■ 供货单位资质证明、疫苗购销记录等

■ 疫苗储存运输等信息

资料来源：
相关疾病预防控制机构、接种单位、疫苗生产企业等

预防接种资料

■ 接种单位和接种人员相关信息

■ 接种实施情况

■ 接种同批次疫苗其他人员的反应情况

资料来源：
相关接种单位、疾病预防控制机构

其他资料

■ 当地相关疾病发病情况等

资料来源：
相关医疗机构、疾病预防控制机构等

20. 接种疫苗后受种者健康受到损害，有何补偿措施？

《中华人民共和国疫苗管理法》规定，国家实行预防接种异常反应补偿制度。接种免疫规划疫苗发生异常反应或不能排除异常反应所需的补偿费用，由省级财政承担，部分省（如贵州省）通过购买预防接种异常反应基础保险的形式予以相应补偿。接种非免疫规划疫苗发生异常反应或不能排除异常反应所需的补偿费用，由相关疫苗生产企业承担。

21. 出现偶合反应该如何给予相关补助?

　　偶合反应通常由感染、基础性疾病等引起,不是由接种疫苗引起的,不属于预防接种异常反应。按照《中华人民共和国疫苗管理法》的规定,发生偶合反应的受种者不是预防接种异常反应补偿的对象。但出于人道主义关怀,部分省份对接种免疫规划疫苗发生偶合死亡的病例给予一定补偿,如贵州省对配合尸检的偶合死亡病例给予一次性5～10万元补偿金。

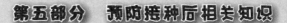

22. 不购买疫苗保险，接种后身体不适到医院住院怎么解决？

接种疫苗后出现身体不适需要就医的，无论疾病是否与接种疫苗有关，治疗费用均按照医保相关规定执行。经预防接种异常反应调查诊断专家组判定为异常反应或不能排除异常反应者，即使个人未购买疫苗保险，仍然可以得到相应的政府财政（基础保险）补偿或相关疫苗生产企业应承担的补偿。

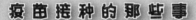

23. 发生严重 AEFI 时，接种机构应如何与家属沟通？

受种者接种疫苗后发生 AEFI，尤其是病情严重或突发死亡的情形，接种机构首先要对患者及其家属表示关心和慰问，稳定家属情绪，告知家属调查处置流程、补偿政策等，并立即安排专业人员开展调查，调查过程中避免谈论易引起家属情绪激动的话题。必要时请病例及家属所在单位、当地行政部门协助进行沟通。

第六部分
疫苗基本信息简介

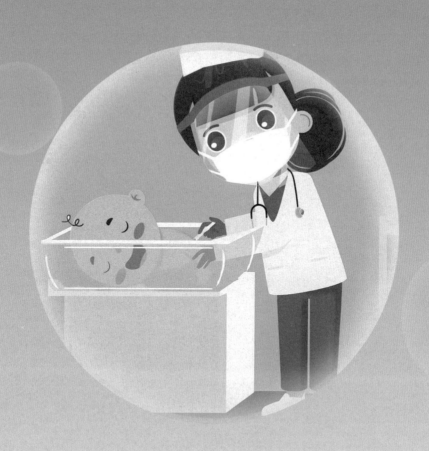

1. 卡介苗

【可预防疾病】结核病（主要指结核性脑膜炎、粟粒性
　　　　　　　肺结核）。

【疫苗种类】皮内注射用卡介苗（BCG）。

【接种对象】小于 3 月龄的婴儿及 3 月龄～ 3 周岁结
　　　　　　核菌素试验阴性的儿童。

【接种剂次】1剂。

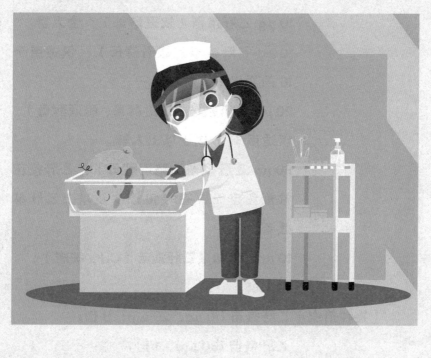

2. 肝炎类疫苗

（1）乙肝疫苗。

【可预防疾病】乙肝。

【疫苗种类】乙肝疫苗（酿酒酵母）。

乙肝疫苗（汉逊酵母）。

乙肝疫苗（CHO 细胞）。

【接种对象】乙肝易感者。

10 μg 乙肝疫苗（汉逊酵母）：全人群。

10 μg 乙肝疫苗（酿酒酵母）：仅适用于 16 周岁以下人群。

20 μg 乙肝疫苗（汉逊酵母、酿酒酵母）：仅适用于 16 周岁以上人群。

60 μg 乙肝疫苗（酿酒酵母）：乙肝疫苗常规免疫无应答的 16 周岁及以上乙肝易感者。

10 μg、20 μg 乙肝疫苗（CHO 细胞）：全人群。

【接种剂次】乙肝疫苗（10 μg、20 μg）：3 剂。

乙肝疫苗（60 μg）：1 剂。

（2）甲肝疫苗。

【可预防疾病】甲肝。

【疫苗种类】甲肝灭活疫苗。

甲肝减毒活疫苗。

【接种对象】甲肝灭活疫苗：12月龄及以上甲肝易感者。

甲肝减毒活疫苗：18月龄及以上甲肝易感者。

【接种剂次】甲肝灭活疫苗：2剂。

甲肝减毒活疫苗：1剂。

（3）戊肝疫苗。

【可预防疾病】戊肝。

【疫苗种类】戊肝疫苗。

【接种对象】16周岁及以上戊肝易感者。

【接种剂次】3剂

（4）肝炎类疫苗免疫程序。

详见表11。

表 11 肝炎类疫苗免疫程序

疫苗种类	出生时	1月龄	2月龄	3月龄	4月龄	5月龄	6月龄	7月龄	8月龄	9月龄	10月龄	11月龄	12月龄	18月龄	16周岁及以上
乙肝疫苗（10μg、20μg）	出生时、1月龄、6月龄各接种1剂														
乙肝疫苗（60μg）															接种1剂
甲肝灭活疫苗														接种2剂（至少间隔6个月）	
甲肝减毒活疫苗															接种1剂
戊肝疫苗															0、1、6月龄各接种1剂

3. 含 b 型流感嗜血杆菌成分的疫苗

（1）b 型流感嗜血杆菌结合疫苗。

【可预防疾病】b 型流感嗜血杆菌引起的侵袭性疾病。

【疫苗种类】b 型流感嗜血杆菌结合疫苗。

【接种对象】2（或 3）月龄婴儿～5 岁儿童。

【接种剂次】1～4 剂。

（2）AC 群脑膜炎球菌（结合）b 型流感嗜血杆菌（结合）
　　　联合疫苗。

【可预防疾病】A 群、C 群脑膜炎球菌和 b 型流感嗜血
　　　　　　　杆菌引起的感染性疾病。

【疫苗种类】 AC 群脑膜炎球菌（结合）b 型流感嗜血
　　　　　　　杆菌（结合）联合疫苗。

【接种对象】2 月龄～71 月龄婴幼儿和儿童。

【接种剂次】1～3 剂。

（3）无细胞百白破 b 型流感嗜血杆菌联合疫苗。

【可预防疾病】百日咳、白喉、破伤风和由 b 型流感嗜
　　　　　　　血杆菌引起的侵袭性疾病。

【疫苗种类】无细胞百白破 b 型流感嗜血杆菌联合疫苗。

【接种对象】3 月龄及以上婴幼儿。

【接种剂次】4 剂。

（4）吸附无细胞百白破灭活脊髓灰质炎和 b 型流感嗜
　　血杆菌（结合）联合疫苗。

【可预防疾病】百日咳、白喉、破伤风、脊髓灰质炎和
　　　　　　　由 b 型流感嗜血杆菌引起的侵袭性疾病。

【疫苗种类】吸附无细胞百白破灭活脊髓灰质炎和 b 型
　　　　　　流感嗜血杆菌（结合）联合疫苗。

【接种对象】2 月龄及以上婴幼儿。

【接种剂次】4 剂。

（5）含 b 型流感嗜血杆菌成分疫苗免疫程序。
　　详见表 12。

表 12　含 b 型流感嗜血杆菌成分疫苗免疫程序

疫苗种类	免疫程序	出生时	1月龄	2月龄	3月龄	4月龄	5月龄	6月龄	7月龄	8月龄	9月龄	10月龄	11月龄	12月龄	18月龄	19月龄	20月龄	21月龄	22月龄	23月龄	2周岁	3周岁	4周岁	5周岁
b 型流感嗜血杆菌结合疫苗	1			接种 3 剂（各剂至少间隔 1 个月）											加强 1 剂									
	2								接种 2 剂（至少间隔 1 个月）						加强 1 剂									
	3																		接种 1 剂					
AC 群脑膜炎球菌（结合）b 型流感嗜血杆菌（结合）联合疫苗	1			接种 3 剂（各剂至少间隔 1 个月）											加强 1 剂									
	2								接种 2 剂（间隔 1 个月）										接种 1 剂					
	3																							
无细胞百白破 b 型流感嗜血杆菌联合疫苗					接种 3 剂（各剂至少间隔 1 个月）																			
吸附无细胞百白破 b 型灭活脊髓灰质炎和 b 型流感嗜血杆菌（结合）联合疫苗				接种 3 剂											加强 1 剂 加强 1 剂（与第 3 剂至少间隔 6 个月）									

4. 含脊髓灰质炎成分的疫苗

（1）脊髓灰质炎灭活疫苗。

【可预防疾病】由脊髓灰质炎Ⅰ、Ⅱ、Ⅲ型病毒感染导致
的脊髓灰质炎。

【疫苗种类】脊髓灰质炎灭活疫苗。

【接种对象】2月龄及以上人群。

【接种剂次】4剂（全程使用）。

【注意事项】原发性和继发性免疫缺陷者、HIV感染者、
正在使用免疫抑制剂治疗的人群接种含脊
髓灰质炎成分疫苗建议全程使用脊髓灰质
炎灭活疫苗。

（2）二价口服脊髓灰质炎减毒活疫苗。

【可预防疾病】由脊髓灰质炎Ⅰ、Ⅲ型病毒感染导致的
脊髓灰质炎。

【疫苗种类】二价口服脊髓灰质炎减毒活疫苗。

【接种对象】2月龄及以上人群。

【免疫程序】2、3月龄各接种1剂脊髓灰质炎灭活疫苗，
4月龄、4周岁各接种1剂二价口服脊髓
灰质炎减毒活疫苗。

（3）吸附无细胞百白破灭活脊髓灰质炎和 b 型流感嗜血杆菌（结合）联合疫苗（参见含 b 型流感嗜血杆菌成分疫苗）。

（4）含脊髓灰质炎成分疫苗免疫程序。详见表13.

表13　含脊髓灰质炎成分疫苗免疫程序

疫苗种类	免疫程序	出生时	1月龄	2月龄	3月龄	4月龄	5月龄	6月龄	7月龄	8月龄	9月龄	10月龄	11月龄	12月龄	18月龄	4周岁
脊髓灰质炎灭活疫苗	国家免疫规划脊髓灰质炎灭活疫苗、二价口服脊髓灰质炎减毒活疫苗儿童免疫程序		1剂	1剂												
二价口服脊髓灰质炎减毒活疫苗						口服1粒或2滴										口服1粒或2滴
脊髓灰质炎灭活疫苗				接种3剂（各剂至少间隔1个月）												加强1剂

5. 含破伤风类毒素成分的疫苗

（1）吸附无细胞百白破疫苗。

【可预防疾病】百日咳、白喉、破伤风。

【疫苗种类】吸附无细胞百白破疫苗。

【接种对象】3月龄～6周岁婴幼儿及儿童。

【接种剂次】4剂。

（2）吸附白破疫苗。

【可预防疾病】白喉、破伤风。

【疫苗种类】吸附白破疫苗。

【接种对象】12周岁以下人群。

【接种剂次】1剂。

（3）百白破疫苗和白破疫苗儿童免疫程序。

　　详见表14。

表14　百白破疫苗和白破疫苗儿童免疫程序

疫苗种类	出生时	1月龄	2月龄	3月龄	4月龄	5月龄	6月龄	8月龄	9月龄	18月龄	6周岁
吸附百白破疫苗				接种3剂（各剂至少间隔4周）						加强1剂	
吸附白破疫苗											接种1剂

（4）破伤风疫苗。

【可预防疾病】破伤风。

【疫苗种类】吸附破伤风疫苗。

【接种对象】发生创伤机会较多的人群，妊娠期妇女。

【接种剂次】不同人群接种剂次不同，详见表15。

表15 破伤风疫苗免疫程序

人群分类	免疫程序
无含破伤风类毒素成分疫苗全程免疫史者	1. 基础免疫3剂（第2剂与第1剂间隔4~8周，第3剂与第2剂间隔6~12个月） 2. 一般每10年加强免疫1剂，如遇特殊情况也可5年加强免疫1剂
有含破伤风类毒素成分疫苗全程免疫史者	每10年加强免疫1剂
妊娠期妇女	妊娠第4个月接种第1剂，6~7个月接种第2剂
经基础免疫和加强免疫者	最后1剂接种后5年以内受伤时，不需接种；超过5年者，清洁伤口不需接种，不洁或污染伤口加强免疫1剂

（5）无细胞百白破b型流感嗜血杆菌联合疫苗参见含b型流感嗜血杆菌成分疫苗。

（6）吸附无细胞百白破灭活脊髓灰质炎和b型流感嗜血杆菌（结合）联合疫苗参见含b型流感嗜血杆菌成分疫苗。

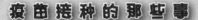
6.含麻疹、风疹、腮腺炎成分的疫苗

【可预防疾病】麻疹、风疹和流行性腮腺炎。

【疫苗种类】麻腮风联合减毒活疫苗。

麻疹腮腺炎联合减毒活疫苗。

麻疹风疹联合减毒活疫苗。

腮腺炎减毒活疫苗。

【接种对象】8月龄及以上易感者。

【免疫程序】8月龄～17周岁：接种2剂，至少间隔4周。

18周岁及以上：接种1剂。

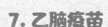

7. 乙脑疫苗

（1）乙型脑炎减毒活疫苗。

【可预防疾病】流行性乙型脑炎。

【疫苗种类】乙型脑炎减毒活疫苗。

【接种对象】8月龄及以上乙型脑炎易感者。

【接种剂次】2剂。

（2）乙型脑炎灭活疫苗。

【可预防疾病】流行性乙型脑炎。

【疫苗种类】乙型脑炎灭活疫苗。

【接种对象】6月龄及以上乙型脑炎易感者。

【免疫程序】儿童：按《国家免疫规划疫苗儿童免疫程序及说明（2021年版）》接种。

成人：基础免疫2剂，间隔7天；基础免疫后1个月～1年内加强免疫1剂。可根据当地流行情况在基础免疫后的3～4年再加强免疫1剂。

8. 含脑膜炎球菌成分的疫苗

（1）A群脑膜炎多糖疫苗。

【可预防疾病】A群脑膜炎球菌引起的流行性脑脊髓膜炎。

【疫苗种类】A群脑膜炎球菌多糖疫苗。

【接种对象】6月龄～15周岁儿童和青少年。

【接种剂次】2剂。

（2）A群C群脑膜炎球菌多糖疫苗。

【可预防疾病】A群、C群脑膜炎球菌引起的流行性脑脊髓膜炎。

【疫苗种类】A群C群脑膜炎球菌多糖疫苗。

【接种对象】2周岁及以上人群。

【接种剂次】2剂。

（3）A群脑膜炎球菌多糖疫苗和A群C群脑膜炎球菌多糖疫苗儿童免疫程序。

详见表16。

表 16　A 群脑膜炎球菌多糖疫苗和
A 群 C 群脑膜炎球菌多糖疫苗儿童免疫程序

疫苗种类	出生时	6月龄	7月龄	8月龄	9月龄	2周岁	3周岁	4周岁	5周岁	6周岁
A 群脑膜炎球菌多糖疫苗	6月龄、9月龄各接种1剂（间隔不小于3个月）									
A 群 C 群脑膜炎球菌多糖疫苗							3周岁、6周岁各接种1剂（间隔不小于3年，3年内避免重复接种）第1剂 A 群 C 群脑膜炎球菌多糖疫苗 与第2剂 A 群脑膜炎球菌多糖疫苗间隔不小于12个月			

（4）A 群 C 群脑膜炎球菌多糖结合疫苗。

【可预防疾病】A 群、C 群脑膜炎球菌引起的流行性脑脊髓膜炎。

【疫苗种类】A 群 C 群脑膜炎球菌多糖结合疫苗。

【接种对象】3 月龄及以上人群。

【免疫程序】1 ～ 4 剂。不同接种起始月（年）龄、不同生产企业免疫程序不同，具体参照疫苗说明书执行。

（5）ACYW135 群脑膜炎球菌多糖疫苗。

【可预防疾病】A 群、C 群、Y 群、W135 群脑膜炎球菌引起的流行性脑脊髓膜炎。

【疫苗种类】ACYW135 群脑膜炎球菌多糖疫苗。

【接种对象】2 周岁及以上人群。

【接种剂次】1 剂。

9. 轮状病毒疫苗

（1）口服轮状病毒活疫苗。

【可预防疾病】婴幼儿 A 群轮状病毒引起的腹泻。

【疫苗种类】口服轮状病毒活疫苗。

【接种对象】2 月龄～ 3 周岁婴幼儿。

【接种剂次】每年 1 剂。

（2）口服五价重配轮状病毒减毒活疫苗。

【可预防疾病】血清型 G1、G2、G3、G4、G9 导致的
婴幼儿轮状病毒胃肠炎。

【疫苗种类】口服五价重配轮状病毒减毒活疫苗。

【接种对象】6 ～ 32 周龄婴儿。

【接种剂次】3 剂。

（3）注意事项】①注射免疫球蛋白者应至少间隔 3 个
月以上服用口服轮状病毒活疫苗。
②口服五价重配轮状病毒活疫苗可以
在注射免疫球蛋白之前、同时或之后
的任何时间接种。

（4）轮状病毒疫苗免疫程序。
详见表 17。

表 17 轮状病毒疫苗免疫程序

疫苗种类	出生时	6周龄	2月龄	3月龄	4月龄	5月龄	6月龄	7月龄	8月龄	9月龄	10月龄	11月龄	12月龄	24月龄	36月龄
口服轮状病毒活疫苗			每年口服 1 剂												
口服五价重配轮状病毒减毒活疫苗		口服 3 剂，6～12 周龄第 1 剂（各剂间隔 4～10 周）													

10. 肺炎球菌疫苗

（1）13 价肺炎球菌多糖结合疫苗。

【可预防疾病】由肺炎球菌1、3、4、5、6A、6B、7F、9V、14、18C、19A、19F 和 23F 血清型感染引起的侵袭性疾病。

【疫苗种类】13 价肺炎球菌多糖结合疫苗（CRM_{197}）。

13 价肺炎球菌多糖结合疫苗（TT/DT）。

【接种对象】13 价肺炎球菌多糖结合疫苗（CRM_{197}）：

6 周龄～ 15 月龄婴幼儿。

13 价肺炎球菌多糖结合疫苗（TT/DT）：

6 周龄～ 5 周岁婴幼儿和儿童。

【接种剂次】13 价肺炎球菌多糖结合疫苗（CRM_{197}）：

4 剂。

13 价肺炎球菌多糖结合疫苗（TT/DT）：

1 ～ 4 剂。

（2）23 价肺炎球菌多糖疫苗。

【可预防疾病】由肺炎球菌1、2、3、4、5、6B、7F、8、9N、9V、10A、11A、12F、14、15B、17F、18C、19A、19F、20、22F、23F 和 33F 血清型感染引起的疾病。

【疫苗种类】23价肺炎球菌多糖疫苗。

【接种对象】2周岁及以上人群。

【接种剂次】1剂。

【注意事项】老年人建议间隔5年复种1剂。

（3）肺炎球菌疫苗免疫程序。

详见表18。

表18　肺炎球菌疫苗免疫程序

疫苗种类	免疫程序	出生时	6周龄	2月龄	3月龄	4月龄	5月龄	6月龄	7月龄	8月龄	9月龄	11月龄	12月龄	13月龄	14月龄	15月龄	23月龄	2周岁	5周岁	6周岁及以上
13价肺炎球菌多糖结合疫苗（CRM197）			接种3剂（各剂间隔4~8周）									加强1剂								
13价肺炎球菌多糖结合疫苗（TT/DT）	1		接种3剂（各剂间隔1~2个月）									加强1剂								
	2						接种2剂（间隔1~2个月）			加强1剂（与第2剂次至少间隔2个月）										
	3									接种2剂（至少间隔2个月）										
	4																	接种1剂		
23价肺炎球菌多糖疫苗																				接种1剂

11. 流感疫苗

【可预防疾病】亚型 / 系流感病毒引起的流感。

【疫苗种类】三价流感灭活疫苗。

　　　　　　四价流感灭活疫苗。

　　　　　　三价流感减毒活疫苗。

【接种对象】6 月龄及以上人群。

【接种剂次】1 ~ 2 剂。

【注意事项】建议在每年流感流行季前接种。

【流感疫苗免疫程序】详见表 19。

表 19　流感疫苗免疫程序

疫苗种类	出生时	6月龄	1岁龄	2岁龄	3岁龄	17岁龄	18周岁及以上
三价流感灭活疫苗		接种 2 剂 （间隔 4 周）					
三价流感灭活疫苗 四价流感灭活疫苗						接种 1 剂	
三价流感减毒活疫苗						接种 1 剂	

12. 肠道病毒 71 型灭活疫苗

【可预防疾病】肠道病毒 71 型感染所致的手足口病

【疫苗种类】肠道病毒 71 型灭活疫苗（Vero 细胞）。

　　　　　　肠道病毒 71 型灭活疫苗（人二倍体细胞）。

【接种对象】肠道病毒 71 型灭活疫苗（Vero 细胞）：

　　　　　　6 月龄～ 3（或 5）周岁肠道病毒 71 型易

　　　　　　感者。

　　　　　　肠道病毒 71 型灭活疫苗（人二倍体细胞）：

　　　　　　6 月龄～ 5 周岁肠道病毒 71 型易感者。

【免疫程序】接种 2 剂，间隔 1 个月。

【注意事项】与注射免疫球蛋白应间隔 1 个月以上。

13. 水痘疫苗

【可预防疾病】水痘。

【疫苗种类】水痘减毒活疫苗。

【接种对象】12 月龄及以上水痘易感者。

【接种剂次】2 剂。

【注意事项】①注射免疫球蛋白者应至少间隔 3 个月再接种水痘疫苗。

②育龄妇女接种后应至少避孕 3 个月。

③接种水痘疫苗后 6 周内避免使用水杨酸盐类药物。

【水痘疫苗免疫程序】详见表 20。

表 20　水痘疫苗免疫程序

免疫程序	1周岁	2周岁	3周岁	4周岁	5周岁	6周岁	7周岁	8周岁	9周岁	10周岁	11周岁	12周岁	13周岁及以上
1	接种 2 剂，12 月龄～3 岁周接种第 1 剂，4～6 周岁接种第 2 剂（至少间隔 3 个月）												
2													接种 2 剂（至少间隔 4 周）

14. 人乳头瘤病毒疫苗

（1）二价人乳头瘤病毒疫苗。

【可预防疾病】人乳头瘤病毒 16、18 型引起的感染，1
级 /2 级 /3 级宫颈上皮内瘤样病变，宫
颈原位腺癌和宫颈癌。

【疫苗种类】二价人乳头瘤病毒疫苗（大肠杆菌）。

二价人乳头瘤病毒疫苗（杆状病毒）。

【接种对象】9 ～ 45 周岁女性。

【接种剂次】2 ～ 3 剂。

（2）四价人乳头瘤病毒疫苗。

【可预防疾病】人乳头瘤病毒 6、11、16、18 型引起的
感染，1 级 /2 级 /3 级宫颈上皮内瘤样
病变和宫颈原位腺癌，以及人乳头瘤
病毒 16、18 型引起的宫颈癌。

【疫苗种类】四价人乳头瘤病毒疫苗。

【接种对象】9 ～ 45 周岁女性。

【接种剂次】3 剂。

（3）九价人乳头瘤病毒疫苗。

【可预防疾病】人乳头瘤病毒6、11、16、18、31、
33、45、52、58型引起的感染，1
级/2级/3级宫颈上皮内瘤样病变和
宫颈原位腺癌，以及人乳头瘤病毒
16、18、31、33、45、52、58型 引
起的宫颈癌。

【疫苗种类】九价人乳头瘤病毒疫苗。

【接种对象】16 ～ 26周岁女性。

【接种剂次】3剂。

（4）注意事项。

妊娠期间应避免接种。若女性已经或准备妊娠，
建议推迟或中断接种程序，妊娠期结束后再进行
接种。

（5）人乳头瘤病毒疫苗免疫程序。

详见表21。

表 21 人乳头瘤病毒疫苗免疫程序

疫苗种类	免疫程序	9周岁	10周岁	11周岁	12周岁	13周岁	14周岁	15周岁	16周岁	17周岁	18周岁	19周岁	20周岁	21周岁	22周岁	23周岁	24周岁	25周岁	26周岁	45周岁
二价人乳头瘤病毒疫苗（大肠杆菌）	1	0、1、6月龄各接种1剂（第2剂可在第1剂后1~2个月之间接种，第3剂可在第1剂后5~8个月之间接种）																		
	2	0、6月龄各接种1剂（间隔至少5个月）																		
二价人乳头瘤病毒疫苗（杆状病毒）		0、1、6月龄各接种1剂（第2剂可在第1剂后1~2.5个月之间接种，第3剂可在第1剂后5~12个月之间接种）																		
四价人乳头瘤病毒疫苗		0、1、6月龄各接种1剂（第2剂与第1剂至少间隔1个月，第3剂与第2剂至少间隔3个月，所有3剂应在1年内完成）																		
九价人乳头瘤病毒疫苗									0、2、6月龄各接种1剂（第2剂与第1剂至少间隔1个月，第3剂与第2剂至少间隔3个月，所有3剂应在1年内完成）											

15. 人用狂犬病疫苗

【可预防疾病】狂犬病。

【疫苗种类】人用狂犬病疫苗（人二倍体细胞）。

人用狂犬病疫苗（Vero 细胞）。

人用狂犬病疫苗（地鼠肾细胞）。

【接种对象】被狂犬、疑似狂犬或其他疯动物咬伤、抓伤、舔舐黏膜或破损皮肤的暴露人群；接触狂犬病病毒高危人群。

【接种剂次】暴露后：4 ～ 5 剂。

暴露前：3 剂。

【注意事项】①暴露后处置是暴露后预防狂犬病的唯一有效手段，包括：尽早进行伤口局部处理，尽早进行狂犬病疫苗接种，需要时尽早使用狂犬病人免疫球蛋白或抗狂犬病血清。

②由于狂犬病是致死性疾病，暴露后免疫无须注意与其他疫苗的接种间隔。

③暴露后免疫应遵循及时、足量、全程的原则。

【人用狂犬病疫苗免疫程序】详见表22。

表 22　人用狂犬病疫苗免疫程序

人群分类	免疫程序	0 天	1 天	2 天	3 天	4 天	5 天	6 天	7 天	14 天	21 天	28 天
暴露后	5 剂	接种 1 剂			接种 1 剂				接种 1 剂	接种 1 剂		接种 1 剂
暴露后	"2-1-1"	接种 2 剂							接种 1 剂		接种 1 剂	
暴露前	3 剂	接种 1 剂							接种 1 剂		21（或 28）天 接种 1 剂	

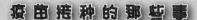

16. 带状疱疹疫苗

【可预防疾病】带状疱疹。

【疫苗种类】重组带状疱疹疫苗。

【接种对象】50 周岁及以上人群。

【免疫程序】接种 2 剂，间隔 2～6 个月。

17. 霍乱疫苗

【可预防疾病】霍乱和产毒性大肠杆菌引起的腹泻。

【疫苗种类】重组 B 亚单位 / 菌体霍乱疫苗。

【接种对象】2 周岁及以上人群。

【免疫程序】0、7、28 天各接种 1 剂。

18. 伤寒疫苗

【可预防疾病】伤寒。

【疫苗种类】伤寒 Vi 多糖疫苗。

【接种对象】高危人群。

【接种剂次】1 剂。

附录 A　国家免疫规划疫苗儿童免疫程序表（2021 年版）*

疫苗名称	接种起始年龄													
	出生时	1月龄	2月龄	3月龄	4月龄	5月龄	6月龄	8月龄	9月龄	18月龄	2周岁	3周岁	4周岁	6周岁
乙肝疫苗	1	2					3							
卡介苗	1													
脊髓灰质炎灭活疫苗			1	2										
脊髓灰质炎减毒活疫苗					3								4	
百白破疫苗				1	2	3				4				
白破疫苗														5
麻腮风疫苗								1		2				
乙脑减毒活疫苗								1			2			
乙脑灭活疫苗								1、2			3			4
A群流脑多糖疫苗							1		2					
A群C群流脑多糖疫苗												3		4
甲肝减毒活疫苗										1				
甲肝灭活疫苗										1	2			

* 有改动。

附录 B　疫苗中英文全称及英文缩写

疫苗中文全称	疫苗英文全称	疫苗英文缩写
卡介苗	bacille Calmette–Guérin vaccine	BCG
乙型肝炎疫苗	hepatitis B vaccine	HepB
甲型肝炎减毒活疫苗	hepatitis A (live) vaccine	HepA–L
甲型肝炎灭活疫苗	hepatitis A vaccine inactivated	HepA–I
戊型肝炎疫苗	hepatitis E vaccine	HepE
b 型流感嗜血杆菌结合疫苗	haemophilus influenzae type b conjugate vaccine	Hib
AC 群脑膜炎球菌（结合）b 型流感嗜血杆菌（结合）联合疫苗	meningococcal group A and C and haemophilus b conjugate vaccine	MPCV–AC/Hib
无细胞百白破 b 型流感嗜血杆菌联合疫苗	diphtheria,tetanus and acellular pertussis and haemophilus influenzae type b conjugate combined vaccine	DTaP–Hib

续表

疫苗中文全称	疫苗英文全称	疫苗英文缩写
吸附无细胞百白破灭活脊髓灰质炎和b型流感嗜血杆菌（结合）联合疫苗	diphtheria, tetanus, pertussis （acellular,component）, poliomyelitis （inactivated） vaccine and haemophilus type b conjugate combined vaccine	DTaP-IPV/Hib
脊髓灰质炎灭活疫苗	poliomyelitis vaccine inactivated	IPV
二价口服脊髓灰质炎减毒活疫苗	poliomyelitis （live） vaccine, oral	bOPV
吸附无细胞百白破联合疫苗	diphtheria,tetanus and acellular pertussis combined vaccine,adsorbed	DTaP
吸附白喉破伤风联合疫苗	diphtheria and tetanus combined vaccine,adsorbed	DT
吸附破伤风类毒素疫苗	tetanus vaccine,adsorbed	TT
麻腮风联合减毒活疫苗	measles,mumps and rubella combined vaccine live	MMR

173

续表

疫苗中文全称	疫苗英文全称	疫苗英文缩写
麻疹腮腺炎联合减毒活疫苗	measles and mumps combined vaccine live	MM
麻疹风疹联合减毒活疫苗	measles and rubella combined vaccine live	MR
腮腺炎减毒活疫苗	mumps vaccine live	MuV
乙型脑炎减毒活疫苗	japanese encephalitis vaccine live	JE-L
乙型脑炎灭活疫苗	japanese encephalitis vaccine inactivated	JE-I
A群脑膜炎球菌多糖疫苗	group A meningococcal polysaccharide vaccine	MPSV-A
A群C群脑膜炎球菌多糖疫苗	group A and group C meningococcal polysaccharide vaccine	MPSV-AC
A群C群脑膜炎球菌多糖结合疫苗	group A and C meningococcal polysaccharide conjugate vaccine	MPCV-AC

续表

疫苗中文全称	疫苗英文全称	疫苗英文缩写
ACYW135 群脑膜炎球菌多糖疫苗	groups ACYW135 meningococcal polysaccharide vaccine	MPSV-ACYW
口服轮状病毒活疫苗	rotavirus live vaccine, oral	ORV1
口服五价轮状病毒减毒活疫苗	rotavirus vaccine, live, oral, pentavalent	ORV5
13 价肺炎球菌多糖结合疫苗	13-valent pneumococcal polysaccharide conjugate vaccine	PPCV13
23 价肺炎球菌多糖疫苗	23-valent pneumococcal polysaccharide vaccine	PPV23
三价流感灭活疫苗	influenza vaccine,inactivated	IIV3
四价流感灭活疫苗	influenza vaccine,inactivated, quadrivalent	IIV4

续表

疫苗中文全称	疫苗英文全称	疫苗英文缩写
肠道病毒 71 型灭活疫苗	enterovirus type 71 vaccine inactivated	EV71
水痘减毒活疫苗	varicella vaccine live	VarV
二价人乳头瘤病毒疫苗	human papillomavirus bivalent（Types 16，18）vaccine	HPV2
四价人乳头瘤病毒疫苗	human papillomavirus quadrivalent（Types 6，11，16，18）vaccine	HPV4
九价人乳头瘤病毒疫苗	human papillomavirus 9-valent（Types 6，11，16，18，31，33，45，52，58）vaccine	HPV9
人用狂犬病疫苗	rabies vaccine for human use	RabV
重组带状疱疹疫苗	recombinant zoster vaccine	RZV
重组 B 亚单位／菌体霍乱疫苗	recombinant B-subunit/whole cell cholera vaccine	CholV
伤寒 Vi 多糖疫苗	Vi polysaccharide typhoid vaccine	ViPS